数字儿童断层解剖与影像学

◀◀◀◀ 彩色图谱 ▶▶▶▶

李志军　张少杰　于静红　主编

科学出版社

北京

内 容 简 介

　　本书是一部数字儿童连续断层发育解剖与CT、MRI融合对照图谱，共七章，分别为头部、颈部、胸部、腹部、盆与会阴部、脊柱区、四肢的连续断面图谱。本图谱标本断层厚为0.1mm，可充分展示细小结构；图谱将标本与断层影像相互匹配，更强调二者的融合，同时在图下方给出关键结构影像学表现的精准解剖学中英文阐释，充分展示基础理论与临床应用的结合。

　　本书可供儿科学师生使用，也可为影像学、外科学医师提供影像学参考。

图书在版编目（CIP）数据

数字儿童断层解剖与影像学彩色图谱/李志军，张少杰，于静红主编.
—北京：科学出版社，2023.7
　ISBN 978-7-03-074481-4

　Ⅰ.①数… Ⅱ.①李… ②张… ③于… Ⅲ.①儿童-人体-计算机X线扫描体层摄影-断面解剖学-图谱 Ⅳ.① R720.1-64

　中国版本图书馆 CIP 数据核字（2022）第 252500 号

责任编辑：周　园/责任校对：宁辉彩
责任印制：赵　博/封面设计：李　珍　陈　敬

科 学 出 版 社 出版
北京东黄城根北街 16 号
邮政编码：100717
http://www.sciencep.com

北京汇瑞嘉合文化发展有限公司 印刷
科学出版社发行　各地新华书店经销

*

2023 年 7 月第 一 版　开本：787×1092 1/16
2023 年 7 月第一次印刷　印张：12
字数：331 000

定价：168.00 元
（如有印装质量问题，我社负责调换）

《数字儿童断层解剖与影像学彩色图谱》编辑委员会

主编简介

李志军，男，中共党员，二级教授，内蒙古自治区突出贡献专家，内蒙古医科大学硕士研究生导师，北京中医药大学兼职博士研究生导师。内蒙古医科大学司法鉴定中心主任，基础医学院院长，内蒙古自治区数字转化医学工程技术研究中心副主任；教育部高等学校医学人文素质教育基地"精诚至善"教育模式基地负责人，国家级蒙医学虚拟仿真实验教学中心常务副主任。现任中国解剖学会理事、内蒙古解剖学会理事长、内蒙古数字转化医学学会副理事长、中国解剖学会临床解剖学分会常务理事、中国医药生物技术协会3D打印技术分会常务委员、中国康复医学会脊柱脊髓专业委员会脊柱脊髓基础研究学组委员、中国医师协会显微外科医师分会第二届委员会显微基础研究学组委员；担任《中国临床解剖学杂志》《中华解剖与临床杂志》《中华现代影像学杂志》《内蒙古医科大学学报》等期刊编委。主持国家自然科学基金项目4项，省部级课题30余项，发表国内外学术论文150余篇；主编、参编教材与专著30余部，以第一完成人身份获批高等教育自治区级教学成果奖一等奖和内蒙古自治区科学技术进步奖二等奖；主编《人体解剖学（第3版）》教材荣获首届全国教材建设奖全国优秀教材二等奖；主编国内首部《人体解剖学彩色图谱（蒙汉版）》荣获内蒙古自治区教育厅优秀研究成果一等奖。担任自治区"草原英才"工程内蒙古自治区产业创新人才团队负责人，荣获第九批"草原英才"称号。

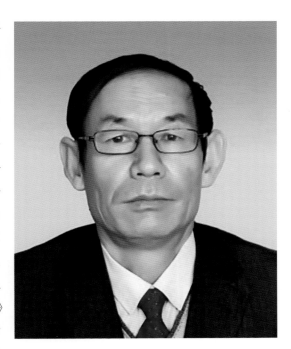

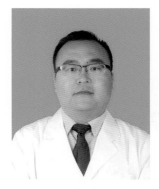

张少杰，教授，医学博士，硕士研究生导师，内蒙古医科大学放射医学研究生学位点负责人，基础医学院教学科研办公室负责人；主要从事儿童脊柱脊髓区的数字影像解剖及临床应用转化研究、中蒙医针灸现代化新技术和新方法研究。现任中国解剖学会护理解剖学分会委员、中国解剖学会科普工作委员会委员、内蒙古解剖学会副理事长、内蒙古数字转化医学学会副理事长，《中国临床解剖学杂志》特邀编委、《中国组织工程研究》杂志审稿专家。主持国家自然科学基金项目1项，教育部产学合作协同育人项目2项，主持内蒙古自治区自然科学基金项目、内蒙古自治区教育厅科技领军人才和创新团队建设项目、内蒙古自治区卫生健康委医疗卫生科技计划项目、内蒙古自治区教育科学规划课题、校级科技百万工程项目、英才培育项目等10余项，参与国家自然科学基金项目4项，省部级项目10余项。发表论文30余篇，其中SCI论文7篇，参编教材10余部，专著10余部。获批国家实用新型专利5项，计算机软件著作权1项。分别获2014、2016年度内蒙古自治区科学技术进步奖二等奖；2018年度高等教育自治区级教学成果奖一等奖、二等奖各一次，2022年度高等教育自治区级教学成果奖三等奖一次。获内蒙古自治区"草原英才"工程青年创新人才第一层次人选；内蒙古自治区新世纪"321人才工程"第二层次人选。

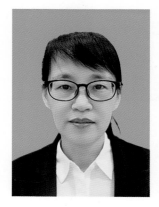

于静红，女，主任医师，教授，硕士研究生导师，内蒙古医科大学第二附属医院影像中心主任。从事医学影像临床医疗、教学、科研工作30余年，主要研究方向为骨肌系统病变的临床及基础研究。擅长骨关节系统影像检查，诊断经验丰富，在骨关节影像领域具有一定学术造诣和影响力，现任中华医学会放射学分会骨关节学组委员、中国医师协会放射医师分会肌骨专业委员会委员、中国民族卫生协会放射医学分会委员等多个学会委员职务，国家自然科学基金项目远程评委，任《临床放射学杂志》《放射学实践》等多个杂志审稿专家。发表SCI及国家核心期刊论文50余篇，参编专著及高等院校本科教材6部，包括高等教育出版社《医学影像学》、科学出版社《运动医学影像诊断学》、人民卫生出版社《中华医学影像案例解析宝典（骨肌分册）》等。主持国家自然科学基金项目1项，内蒙古自治区自然科学基金及内蒙古科技计划项目6项，参加多项国家自然科学基金及省级科研项目研究。担任内蒙古自治区"草原英才"工程"膝关节软骨损伤的多模态MRI临床与基础研究创新人才团队"负责人，获第十一批"草原英才"称号；荣获内蒙古自治区医学科技三等奖1项，获批国家实用新型专利1项。

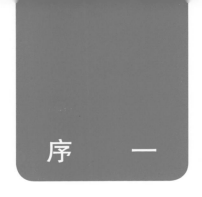

序　一

　　读史使人明智，鉴古今而知未来。纵观断层解剖学的历史，有关儿童断层解剖学研究及相关图谱较少。19 世纪 40 年代，Huschke 利用 18 个月的女童标本发表了 10 幅颈、胸、腹、盆部的横断面图，其后，19 世纪 70～80 年代，Rudinger、Dwight 和 Symington 等分别研究了儿童断层解剖，但其成就均未能超越前人。1982 年，在 Wagner 和 Lawson 制作的断层解剖学图谱中包含了 64 幅新生儿标本的横、矢、冠状断面图。1986 年，Isaacson 等制作了婴儿断层解剖与超声和 MRI 对照图谱。后来虽然也有人研究了儿童断层解剖，但始终未有大的突破，也未见较为系统的儿童断层解剖学图谱的出版，难以满足临床需要。众所周知，儿童处于快速生长发育阶段，在解剖结构和生理功能等方面，与成人迥然不同。近年来随着儿科影像学和外科学飞速发展，内蒙古医科大学李志军教授团队眼光敏锐、审时度势，编写了这部《数字儿童断层解剖与影像学彩色图谱》，可谓"好雨知时节，当春乃发生"，恰逢其时。这部图谱不仅填补了国内外儿童薄层断层解剖与影像学对照图谱的研究空白，而且也为儿科的疾病影像诊断和外科手术提供了坚实的解剖学基础。

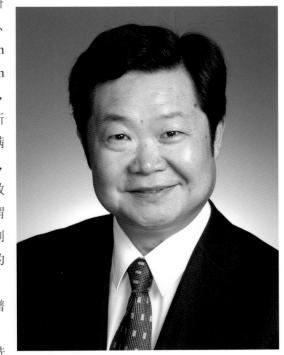

　　请君莫奏前朝曲，听唱新翻杨柳枝。我有幸先于广大读者看到书稿，感到此部图谱有以下特色：

　　（1）是国内第一本儿童薄层断层解剖与影像学对照图谱。所有彩色薄层断层图像铣自 1 例 6 岁自愿捐献的男童标本，相关 CT、MR 图像亦来自同龄儿童志愿者。

（2）标本断层图像分辨率高。儿童连续断层标本彩色图像层厚为 0.1mm，分辨率高达 16 000×26 000，达到了同类图谱的国际领先水平。

（3）断层标本彩色图像与相同层面的 CT、MR 图像相互对照。这将大大方便医学生对照学习断层解剖并满足临床医生正确识别 CT、MR 图像的需要。

（4）结构标注细致。全书对千余个解剖结构进行了中英文标注，尤其是能体现儿童解剖学特点的结构如软骨、垂体、胸腺、肝、肾上腺等给予了重点标注。

为促进儿童断层影像解剖学的发展，我也提出以下三点建议：

（1）此书再版时重要结构的图像后增加一段文字，以描述重要结构的连续断层解剖变化规律、正常值、影像学特征及其临床意义等，这样本书的理论价值将更加显著。

（2）再版时增加更多的断层数量，特别是能体现儿童解剖学特点的部位，同时补充相应的超声、CT 和 MR 图像。

（3）发扬连续作战的精神，尽快编辑出版儿童连续矢状和冠状断层解剖学与影像学对照图谱。

总之，这是一部优秀的大型儿童薄层断层解剖与 CT、MR 图像对照图谱，具有明显的系统性、创新性、先进性和实用性。它的公开出版，不仅在人体解剖学上有着重要的理论意义，而且必将大大促进儿科疾病影像诊断和外科治疗水平。因而，我欣然为之作序，并郑重地向广大解剖学工作者和相关学科的临床医师推荐。

中国解剖学会断层影像解剖学分会主任委员

山东大学断层解剖与数字人研究院院长　　刘树伟

2023 年 6 月 18 日

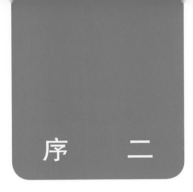

序　二

　　为了响应国家卫生健康委制定的《健康儿童行动提升计划（2021—2025 年）》的要求，社会对儿科医护、预防保健及科研人员的需求将不断扩大，儿科学本科招生已有 40 余所高校，随之而来且亟待解决的难题是专业图书匮乏，故阅到《数字儿童断层解剖与影像学彩色图谱》时倍感欣慰，尤其该彩色图谱首创性地将数字化新技术获得的儿童全身各部位超薄断层铣削图像与儿童活体影像图像进行对照。

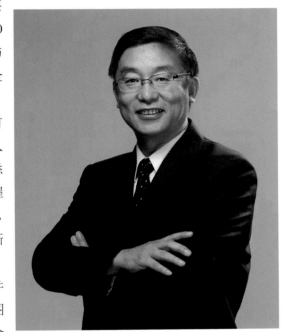

　　断层解剖学是各学科临床医师必须掌握的基本知识，对影像医学和手术学医师而言更为重要。在"新医科"背景下，影像三维成像、介入诊疗、微创手术、器官移植、人工器官、再生医学等现代医学新技术日新月异，而这些新技术在儿科的应用需要以熟悉儿童的发育特征为前提。儿童并非成人的等比例缩小，亦非胎儿的等比例成长，要掌握这些基本知识，就必须有一本简明、扼要、实用的断层影像解剖学图谱，让医者一目了然，一阅全解。在我 30 余年的解剖学教学、科研、科普工作中，深深感到一本优秀的儿童断层解剖与影像学彩色图谱是关注儿童健康的工作者永远要请教的"老师"。

　　本图谱编撰者通过多年的教学、科研实践，克服种种困难完成数字儿童大数据集并出版了首部《数字儿童断层解剖与影像学彩色图谱》，相信会使广大读者耳目一新。本图谱涉及儿童头、颈、胸、腹、盆及会阴部、脊柱区（背部）、上肢和下肢，有图片 200 余幅，力求反映国人儿童发育结构特征。由于来源于真实标本和活体影像各层对照，图谱格外珍贵。图内注解采用了中、英文名词对照，便于阅读理解。这样一本彩色的且用国人儿童资料完成的图谱实属首创。

　　我以万分喜悦的心情祝贺《数字儿童断层解剖与影像学彩色图谱》于科学出版社出版。我热忱地推荐给临床各相关学科的医生和关注儿童健康的大众，当然也推荐给医学院校的广大师生。

中国解剖学会副理事长
中国解剖学会科普工作委员会主任委员
大连医科大学教授

2023 年 6 月 1 日

前 言

　　断层解剖学图谱是连接解剖与影像的桥梁，山东大学《数字人连续横断层解剖学彩色图谱》总主编刘树伟教授指出："图谱是表达断层解剖的最好形式。"随着各种新技术的应用，人体断层解剖学处于迅速发展阶段：利用数控冷冻铣削技术使真实标本断层层厚达亚毫米级；以 CT 和 MRI 为代表的医学影像扫描速度更快、分辨率更高；图像处理技术如多平面重组、三维重建、多模式融合、虚拟与增强现实技术等在断层解剖领域得到广泛深入的应用。

　　党的二十大报告指出，教育、科技、人才是全面建设社会主义现代化国家的基础性、战略性支撑。全面建设社会主义现代化国家，教育是基础、科技是关键、人才是根本。近年来，我国儿科学处于快速发展阶段，各医学院校纷纷开设儿科学专业，由于针对儿科专业的解剖图谱非常少，在教学中常常借鉴成人解剖图谱，然而生长发育中的儿童与成人的解剖结构还是有着较大区别，儿童断层解剖对于了解儿童发育形态、功能可提供重要信息，从而使基础与临床得以紧密结合。本课题组长期致力于儿童的脊柱、脊髓及断层研究，完成了国内首例 6 岁儿童的全身铣切，共采集 11 421 张高清断面图像，建立了我国首例学龄前儿童连续超薄解剖标本和数字化可视数据集，为儿童发育形态研究，各器官虚拟手术探索研究，儿童疾病预防、诊治及科普等提供高精度的基础大数据集。同时，我们也一直致力于编写一部数字儿童连续断层发育解剖与 CT、MRI 融合对照图谱，经过四年的筹备、研究、整理、编写工作，《数字儿童断层解剖与影像学彩色图谱》终于应需而生，这部图谱既是儿童发育解剖学领域重要的前沿进展之一，又可为广大儿科学师生尤其是影像学医师提供影像学参考。

　　分段总结数字儿童连续断层变化规律是研究断层解剖学的基本方法。本图谱包括头部、颈部、胸部、腹部、盆与会阴部、脊柱区、四肢的连续断面图谱。从设计构思、标本筛选、影像扫描、图像采集、三维重建到全书定稿，主要由内蒙古医科大学数字医学中心完成，目标是将数字儿童断层解剖图谱打造为解剖学研究者和临床工作者案头必备的工具书与阅片指南。本书突出特色为：①超薄断层解剖。以往的断层解剖多为厘米级，诸多微结构难以显示，而本图谱标本断层厚为 0.1mm，可充分展示细小结构。②解剖与影像有机融合。图谱不但突出标本与断层影像间的相互匹配，而且更强调二者的融合，给出关键结构影像学表现的精准解剖学阐释，充分展示基础理论与临床应用的结合。解剖学知识只有应用于临床才能显示出其重要的实用意义。书中关键结构的选择以临床需求为标准，精选儿童疾病诊疗和手术设计中应用的关键结构。

本图谱的横断层标本彩色图像来自山东数字人科技股份有限公司数控铣削实验室，标本铣削层厚 0.1mm；相应断层的 CT 和 MRI 图像，分别应用双源 CT 扫描仪和 3.0TMRI 扫描仪，采集自内蒙古医科大学附属医院和第二附属医院影像医学中心。图谱下方为该断层解剖结构的中英文标注，相关名词以全国科学技术名词审定委员会公布的《人体解剖学名词》第 2 版（科学出版社，2014 年）和《汉英医学大词典》第 3 版（人民卫生出版社，2015）为准。

本图谱是国家自然科学基金资助项目（81860382、81860383）、教育部高等教育司 2022 年第二批产学合作协同育人项目（220905566162533）、内蒙古自治区科技计划项目（2019GG102、2019GG158）、内蒙古自治区教育厅科技领军人才和创新团队建设项目（NMGIRT2307）、内蒙古自治区教育科学"十四五"规划课题（NGJGH2021294）、内蒙古自治区自然科学基金资助项目（2022SHZR0151、2020MS03061、2019MS08017）和内蒙古医科大学中医学（蒙医学）"一流学科"建设项目（myxylxk2022028）的研究成果，在此衷心感谢国家自然科学基金委员会、自治区科技厅和自治区教育厅。全书图像来自遗体捐献患儿，我们对其奉献精神致以崇高敬意。同时感谢全体编委四年来的辛勤付出，才使本书如期顺利完成。

在编写过程中，由于可参阅的国内外文献，尤其快速发育期儿童特征与规律的文献少之又少，尽管我们反复审核校阅，仍不免有疏漏之处，恳请各位读者给予斧正，希望您不断提出意见和需求，以便再版修订时可使本书更具理论价值和临床适用性。

编　者

2022 年 10 月

目　录

第一章　头部连续横断面 …………………………………………………………………………… 001

第二章　颈部连续横断面 …………………………………………………………………………… 035

第三章　胸部连续横断面 …………………………………………………………………………… 061

第四章　腹部连续横断面 …………………………………………………………………………… 081

第五章　盆及会阴连续横断面 ……………………………………………………………………… 115

第六章　脊柱区连续横断面、矢状面和冠状面 …………………………………………………… 123

第七章　四肢（上肢、下肢）连续横断面 ………………………………………………………… 155

参考文献 ……………………………………………………………………………………………… 177

第一章　头部连续横断面

Chapter 1　Continuous Transverse Sections of Head

图 1-1　经矢状缝的横断面
Fig. 1-1　Transverse section through sagittal suture

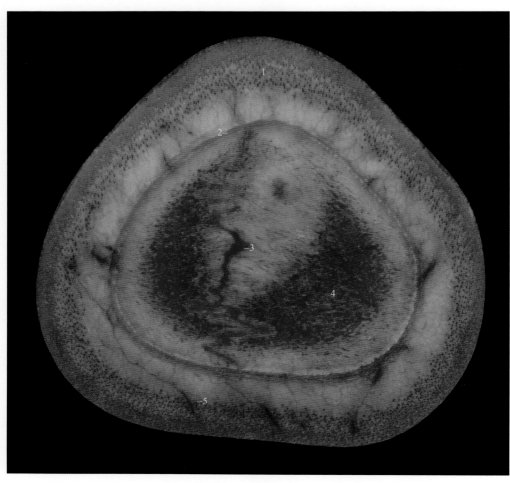

1. 头皮 scalp
2. 帽状腱膜 galea aponeurotica
3. 矢状缝 sagittal suture
4. 顶骨 parietal bone
5. 浅静脉 superficial vein

A. 标本

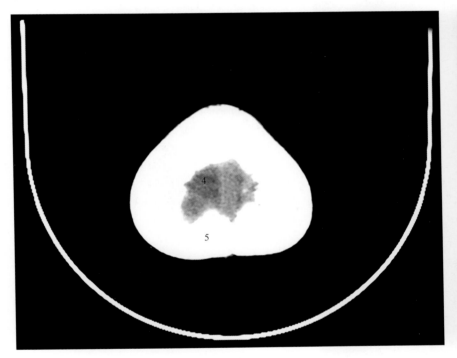

B. CT

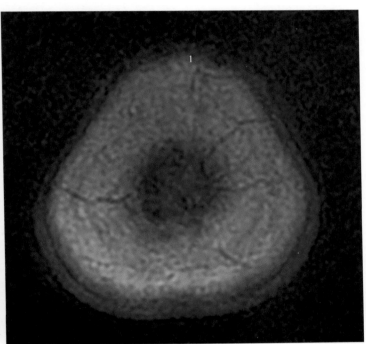

C. MRI T₁WI

图 1-2　经上矢状窦横断面

Fig. 1-2　Transverse section through superior sagittal sinus

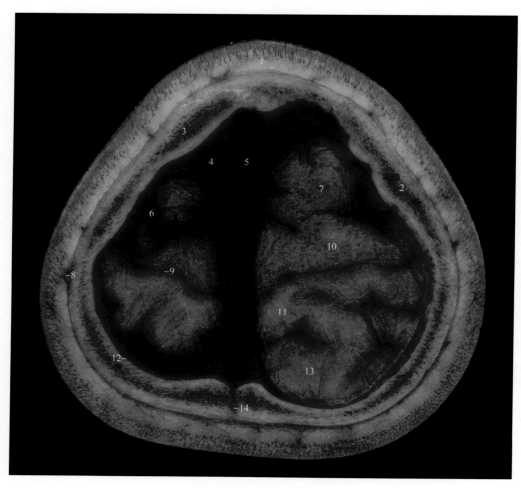

A. 标本

1. 头皮 scalp
2. 顶骨 parietal bone
3. 板障 diploë
4. 大脑上静脉 superior cerebral vein
5. 上矢状窦 superior sagittal sinus
6. 中央前沟 precentral sulcus
7. 额上回 superior frontal gyrus
8. 浅静脉 superficial vein
9. 中央沟 central sulcus
10. 中央前回 precentral gyrus
11. 中央后回 postcentral gyrus
12. 硬脑膜 cerebral dura mater
13. 顶上小叶 superior parietal lobule
14. 矢状缝 sagittal suture

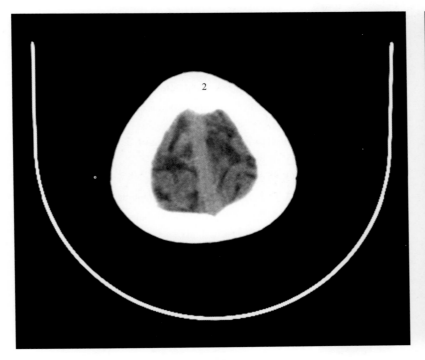

B. CT

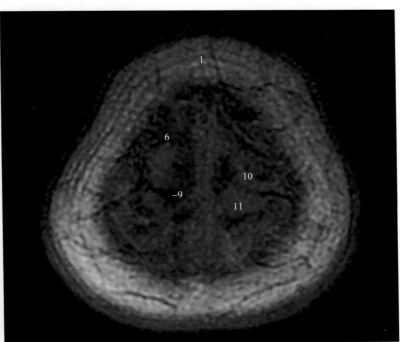

C. MRI T₁WI

图 1-3 经中央旁小叶横断面
Fig. 1-3 Transverse section through paracentral lobule

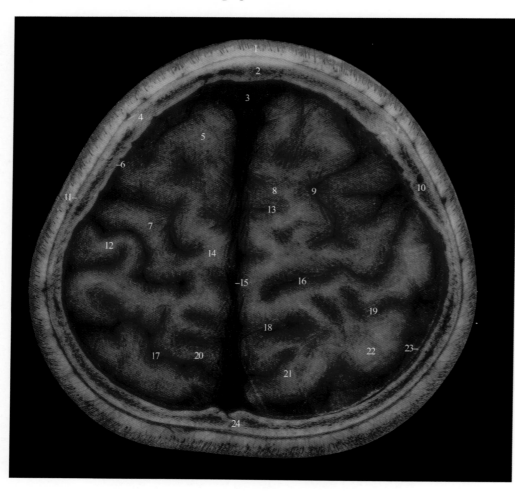

1. 头皮 scalp
2. 额骨 frontal bone
3. 上矢状窦 superior sagittal sinus
4. 冠状缝 coronal suture
5. 额上回 superior frontal gyrus
6. 内板 inner plate
7. 中央前回 precentral gyrus
8. 额内侧回 medial frontal gyrus
9. 额上沟 superior frontal sulcus
10. 板障 diploë
11. 外板 outer plate
12. 中央后回 postcentral gyrus
13. 中央旁沟 paracentral sulcus
14. 中央旁小叶 paracentral lobule
15. 大脑镰 cerebral falx
16. 中央沟 central sulcus
17. 顶内沟 intraparietal sulcus
18. 边缘支 marginal ramus
19. 中央后沟 postcentral sulcus
20. 楔前叶 precuneus
21. 顶上小叶 superior parietal lobule
22. 顶下小叶 inferior parietal lobule
23. 硬脑膜 cerebral dura mater
24. 矢状缝 sagittal suture

A. 标本

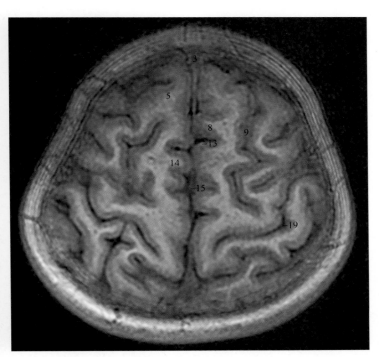

B. CT

C. MRI T₁WI

图 1-4 经中央沟上部横断面

Fig. 1-4 Transverse section through superior central sulcus

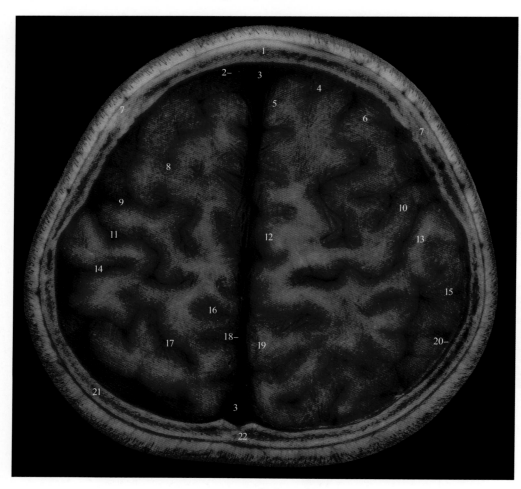

A. 标本

1. 额骨 frontal bone
2. 蛛网膜下隙 subarachnoid space
3. 上矢状窦 superior sagittal sinus
4. 额上回 superior frontal gyrus
5. 额内侧回 medial frontal gyrus
6. 额中回 middle frontal gyrus
7. 冠状缝 coronal suture
8. 额上沟 superior frontal sulcus
9. 中央前沟 precentral sulcus
10. 中央前回 precentral gyrus
11. 中央沟 central sulcus
12. 中央旁小叶 paracentral lobule
13. 中央后回 postcentral gyrus
14. 中央后沟 postcentral sulcus
15. 顶下小叶 inferior parietal lobule
16. 边缘支 marginal ramus
17. 顶内沟 intraparietal sulcus
18. 大脑镰 cerebral falx
19. 楔前叶 precuneus
20. 硬脑膜 cerebral dura mater
21. 顶骨 parietal bone
22. 人字缝 lambdoid suture

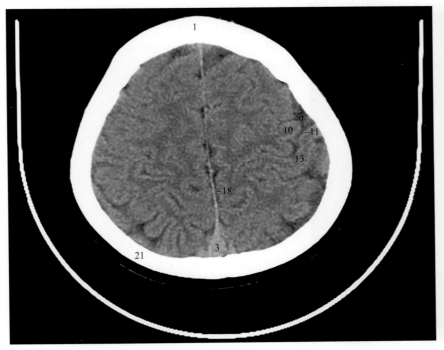

B. CT

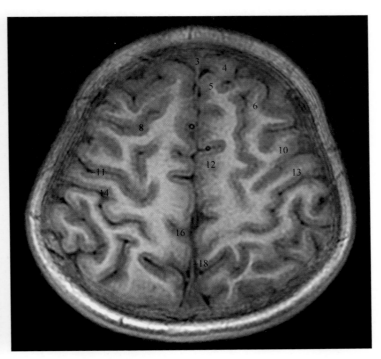

C. MRI T$_1$WI

图 1-5　经扣带回上部横断面
Fig. 1-5　Transverse section through superior cingulate gyrus

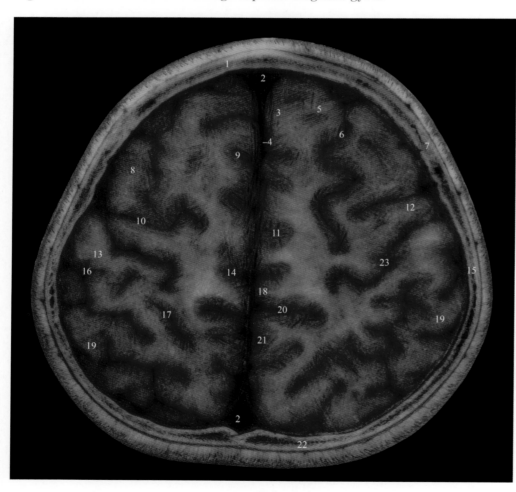

1. 额骨 frontal bone
2. 上矢状窦 superior sagittal sinus
3. 额内侧回 medial frontal gyrus
4. 大脑镰 cerebral falx
5. 额上回 superior frontal gyrus
6. 额上沟 superior frontal sulcus
7. 冠状缝 coronal suture
8. 额中回 middle frontal gyrus
9. 扣带沟 cingulate sulcus
10. 中央前沟 precentral sulcus
11. 扣带回 cingulate gyrus
12. 中央前回 precentral gyrus
13. 中央后回 postcentral gyrus
14. 顶下沟 subparietal sulcus
15. 顶骨 parietal bone
16. 中央后沟 postcentral sulcus
17. 顶内沟 intraparietal sulcus
18. 楔前叶 precuneus
19. 顶下小叶 inferior parietal lobule
20. 顶枕沟 parietooccipital sulcus
21. 楔叶 cuneus
22. 枕骨 occipital bone
23. 中央沟 central sulcus

A. 标本

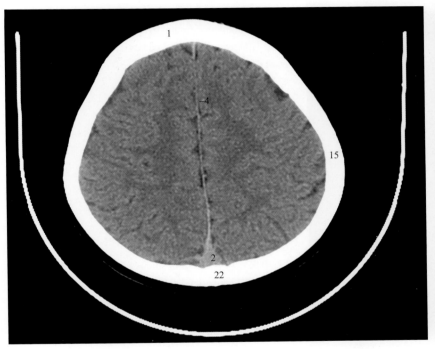

B. CT

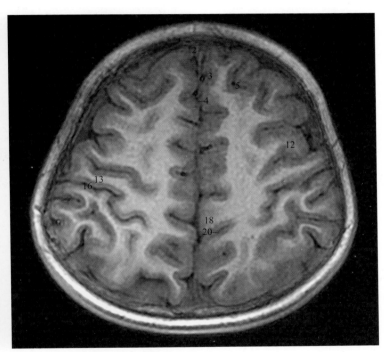

C. MRI T₁WI

图 1-6　经半卵圆中心横断面
Fig. 1-6　Transverse section through centrum semiovale

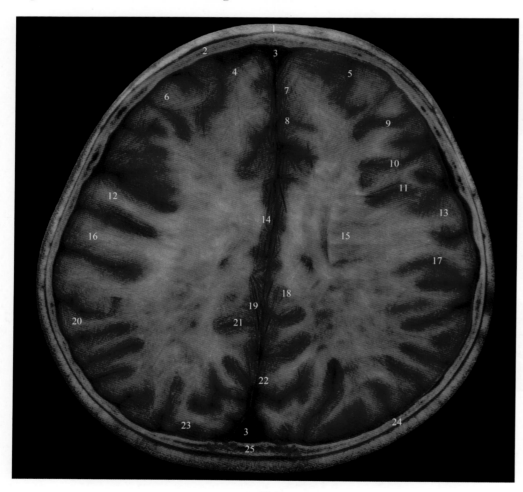

1. 头皮 scalp
2. 额骨 frontal bone
3. 上矢状窦 superior sagittal sinus
4. 额上回 superior frontal gyrus
5. 额上沟 superior frontal sulcus
6. 额中回 middle frontal gyrus
7. 额内侧回 medial frontal gyrus
8. 扣带沟 cingulate sulcus
9. 额下沟 inferior frontal sulcus
10. 中央前沟 precentral sulcus
11. 中央沟 central sulcus
12. 中央前回 precentral gyrus
13. 中央后回 postcentral gyrus
14. 扣带回 cingulate gyrus
15. 半卵圆中心 centrum semiovale
16. 缘上回 supramarginal gyrus
17. 中央后沟 postcentral sulcus
18. 顶下沟 subparietal sulcus
19. 楔前叶 precuneus
20. 角回 angular gyrus
21. 顶枕沟 parietooccipital sulcus
22. 楔叶 cuneus
23. 枕外侧回 lateral occipital gyrus
24. 人字缝 lambdoid suture
25. 枕骨 occipital bone

A. 标本

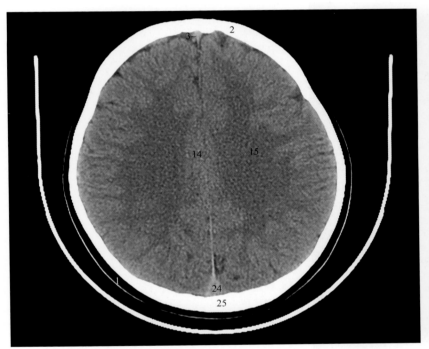

B. CT

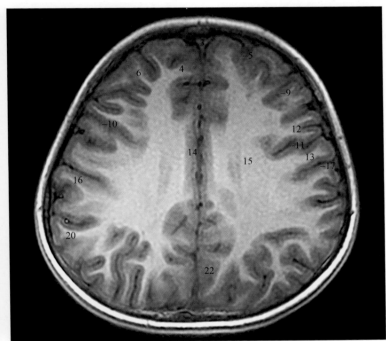

C. MRI T₁WI

图 1-7 经胼胝体干横断面
Fig. 1-7 Transverse section through trunk of corpus callosum

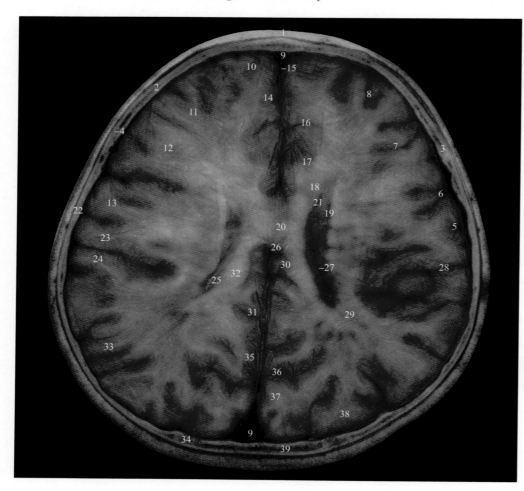

A. 标本

1. 头皮 scalp
2. 额骨 frontal bone
3. 冠状缝 coronal suture
4. 颞肌 temporalis
5. 中央沟 central sulcus
6. 中央前沟 precentral sulcus
7. 额下沟 inferior frontal sulcus
8. 额上沟 superior frontal sulcus
9. 上矢状窦 superior sagittal sinus
10. 额上回 superior frontal gyrus
11. 额中回 middle frontal gyrus
12. 额下回 inferior frontal gyrus
13. 中央前回 precentral gyrus
14. 额内侧回 medial frontal gyrus
15. 大脑镰 cerebral falx
16. 扣带沟 cingulate sulcus
17. 扣带回 cingulate gyrus
18. 额钳 frontal forceps
19. 尾状核 caudate nucleus
20. 胼胝体干 trunk of corpus callosum
21. 侧脑室前角 anterior horn of lateral ventricle
22. 顶骨 parietal bone
23. 中央后回 postcentral gyrus
24. 缘上回 supramarginal gyrus
25. 侧脑室后角 posterior horn of lateral ventricle
26. 胼胝体压部 splenium of corpus callosum

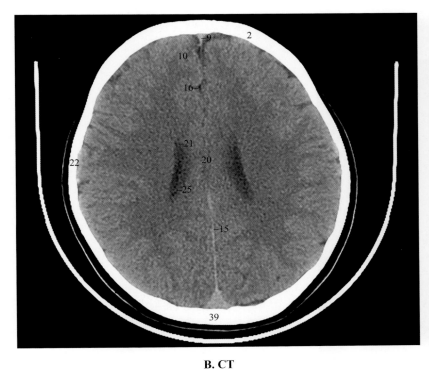

B. CT

C. MRI T₁WI

27. 脉络丛 choroid plexus
28. 外侧沟 lateral sulcus
29. 视辐射 optic radiation
30. 扣带回峡 isthmus of cingulate gyrus
31. 距状沟前部 anterior part of calcarine sulcus
32. 枕钳 occipital forceps
33. 角回 angular gyrus

34. 人字缝 lambdoid suture
35. 舌回 lingual gyrus
36. 距状沟后部 posterior part of calcarine sulcus
37. 楔叶 cuneus
38. 枕外侧回 lateral occipital gyrus
39. 枕骨 occipital bone

图 1-8　经胼胝体压部横断面

Fig. 1-8　Transverse section through splenium of corpus callosum

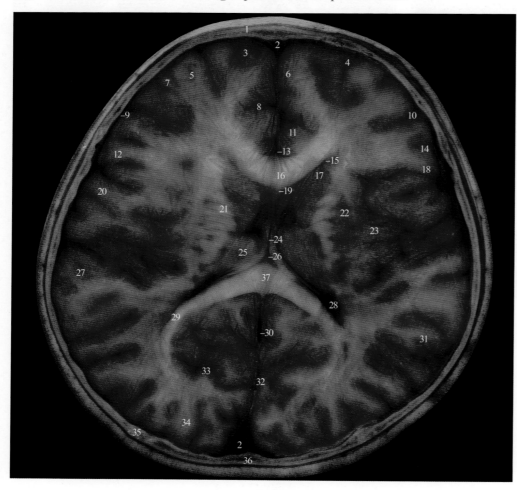

A. 标本

1. 额骨 frontal bone
2. 上矢状窦 superior sagittal sinus
3. 额上回 superior frontal gyrus
4. 额上沟 superior frontal sulcus
5. 额中回 middle frontal gyrus
6. 额内侧回 medial frontal gyrus
7. 额下回 inferior frontal gyrus
8. 扣带沟 cingulate sulcus
9. 蛛网膜下隙 subarachnoid space
10. 额下沟 inferior frontal sulcus
11. 扣带回 cingulate gyrus
12. 中央前回 precentral gyrus
13. 大脑前动脉 anterior cerebral artery
14. 中央前沟 precentral sulcus
15. 侧脑室前角 anterior horn of lateral ventricle
16. 胼胝体膝 genu of corpus callosum
17. 尾状核头 head of caudate nucleus
18. 外侧沟 lateral sulcus
19. 透明隔 septum pellucidum
20. 中央后回 postcentral gyrus
21. 内囊 internal capsule
22. 壳 putamen
23. 岛叶 insular lobe
24. 第三脑室 third ventricle
25. 背侧丘脑 dorsal thalamus
26. 帆间池 cistern of velum interpositum
27. 颞上回 superior temporal gyrus

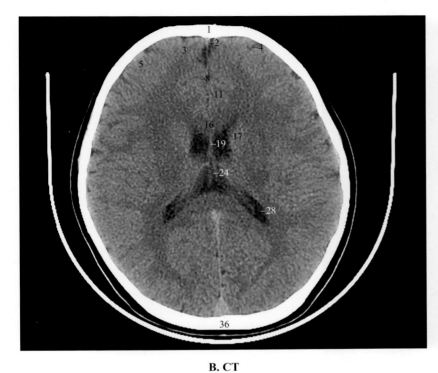

B. CT

C. MRI T₁WI

28. 侧脑室后角 posterior horn of lateral ventricle
29. 视辐射 optic radiation
30. 直窦 straight sinus
31. 颞中回 middle temporal gyrus
32. 舌回 lingual gyrus

33. 距状沟 calcarine sulcus
34. 枕外侧回 lateral occipital gyrus
35. 人字缝 lambdoid suture
36. 枕骨 occipital bone
37. 胼胝体压部 splenium of corpus callosum

图 1-9 经内囊横断面
Fig. 1-9 Transverse section through internal capsule

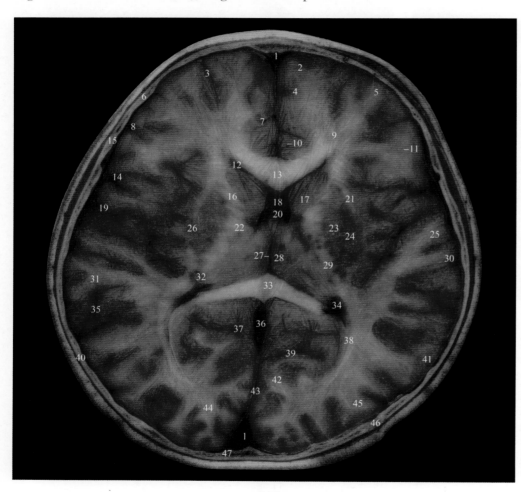

1. 上矢状窦 superior sagittal sinus
2. 额上回 superior frontal gyrus
3. 额上沟 superior frontal sulcus
4. 额内侧回 medial frontal gyrus
5. 额中回 middle frontal gyrus
6. 额骨 frontal bone
7. 扣带沟 cingulate sulcus
8. 额下沟 inferior frontal sulcus
9. 胼胝体额钳 frontal forceps of corpus callosum
10. 扣带回 cingulated gyrus
11. 额下回 inferior frontal gyrus
12. 侧脑室前角 anterior horn of lateral ventricle
13. 胼胝体膝 genu of corpus callosum
14. 中央前沟 precentral sulcus
15. 冠状缝 coronal suture
16. 内囊前肢 anterior limb of internal capsule
17. 尾状核头 head of caudate nucleus
18. 透明隔 septum pellucidum
19. 外侧沟 lateral sulcus
20. 室间孔 interventricular foramen
21. 外囊 external capsule
22. 内囊膝 genu of internal capsule
23. 苍白球 globus pallidus
24. 壳 putamen
25. 颞上回 superior temporal gyrus
26. 岛叶 insular lobe

A. 标本

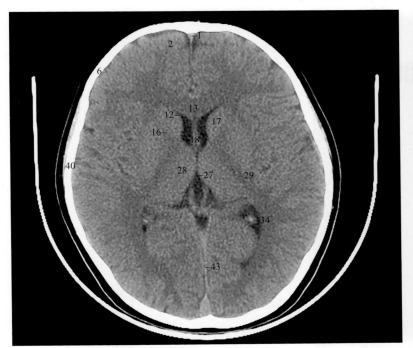

B. CT

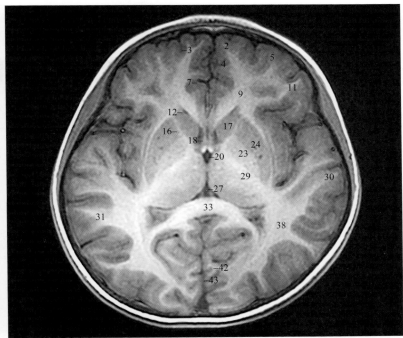

C. MRI T₁WI

27. 第三脑室 third ventricle
28. 背侧丘脑 dorsal thalamus
29. 内囊后肢 posterior limb of internal capsule
30. 缘上回 supramarginal gyrus
31. 颞中回 middle temporal gyrus
32. 尾状核尾 tail of caudate nucleus
33. 胼胝体压部 splenium of corpus callosum
34. 侧脑室后角 posterior horn of lateral ventricle
35. 颞下沟 inferior temporal sulcus

36. 小脑蚓 cerebellar vermis
37. 距状沟 calcarine sulcus
38. 胼胝体枕钳 occipital forceps of corpus callosum
39. 顶枕沟 parietooccipital sulcus
40. 顶骨 parietal bone
41. 角回 angular gyrus
42. 舌回 lingual gyrus
43. 大脑镰 cerebral falx
44. 枕叶 occipital lobe

45. 枕外侧回 lateral occipital gyrus
46. 人字缝 lambdoid suture
47. 枕骨 occipital bone

图 1-10 经松果体横断面
Fig. 1-10 Transverse section through pineal body

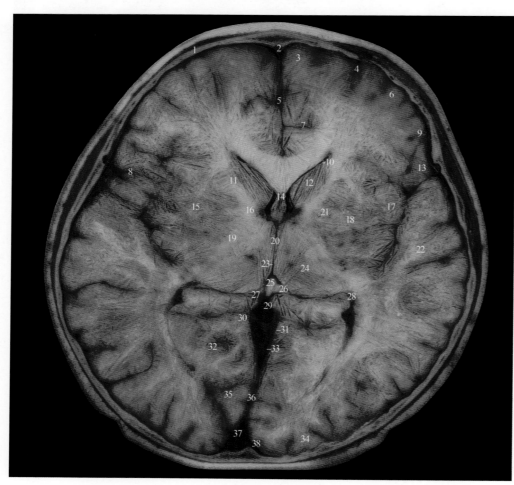

A. 标本

1. 额骨 frontal bone
2. 上矢状窦 superior sagittal sinus
3. 额上回 superior frontal gyrus
4. 额上沟 superior frontal sulcus
5. 大脑镰 cerebral falx
6. 额下回 inferior frontal gyrus
7. 扣带沟 cingulate sulcus
8. 外侧沟 lateral sulcus
9. 中央前回 precentral gyrus
10. 侧脑室前角 anterior horn of lateral ventricle
11. 内囊前肢 anterior limb of internal capsule
12. 尾状核头 head of caudate nucleus
13. 中央后回 postcentral gyrus
14. 透明隔 septum pellucidum
15. 屏状核 claustrum
16. 内囊膝 genu of internal capsule
17. 岛叶 insular lobe
18. 壳 putamen
19. 内囊后肢 posterior limb of internal capsule
20. 丘脑间黏合 interthalamic adhesion
21. 苍白球 globus pallidus
22. 颞上回 superior temporal gyrus
23. 第三脑室 the third ventricle
24. 背侧丘脑 dorsal thalamus
25. 松果体 pineal body
26. 上丘 superior colliculus
27. 海马 hippocampus

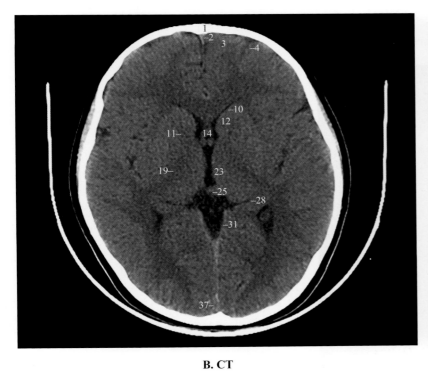

B. CT

C. MRI T₁WI

28. 侧脑室后角和侧副隆起 posterior horn of lateral ventricle and collateral eminence
29. 大脑后动脉和小脑上动脉 posterior cerebral artery and superior cerebellar artery
30. 海马旁回 parahippocampal gyrus
31. 小脑幕 tentorium of cerebellum
32. 侧副沟 collateral sulcus

33. 小脑蚓 cerebellar vermis
34. 枕叶 occipital lobe
35. 舌回 lingual gyrus
36. 直窦 straight sinus
37. 窦汇 confluence of sinus
38. 横窦 transverse sinus

图 1-11 经上丘和前连合横断面
Fig. 1-11 Transverse section through superior colliculus and anterior commissure

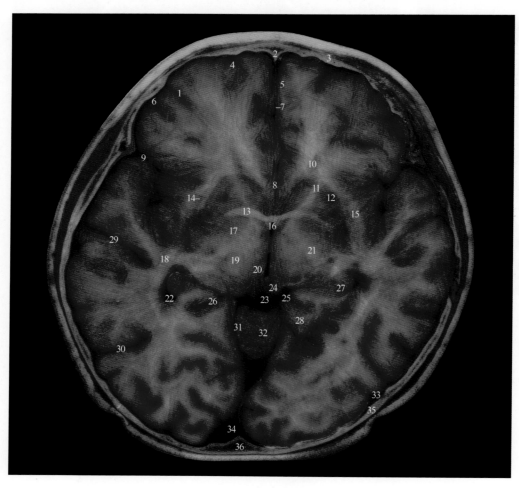

A. 标本

1. 额上沟 superior frontal sulcus
2. 额嵴 frontal crest
3. 额骨 frontal bone
4. 额上回 superior frontal gyrus
5. 额内侧回 medial frontal gyrus
6. 额下沟 inferior frontal sulcus
7. 大脑前动脉 anterior cerebral artery
8. 胼胝体膝 genu of corpus callosum
9. 外侧沟 lateral sulcus
10. 尾状核 caudate nucleus
11. 内囊前肢 anterior limb of internal capsule
12. 壳 putamen
13. 前连合 anterior commissure
14. 外囊 external capsule
15. 屏状核 claustrum
16. 第三脑室 third ventricle
17. 大脑脚 cerebral peduncle
18. 尾状核尾 tail of caudate nucleus
19. 黑质 substantia nigra
20. 红核 red nucleus
21. 内囊后肢 posterior limb of internal capsule
22. 侧脑室下角 inferior horn of lateral ventricle
23. 环池 cistern ambiens
24. 上丘 superior colliculus
25. 钩 uncus
26. 侧副沟 collateral sulcus

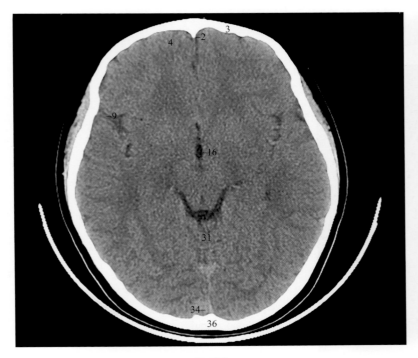

B. CT

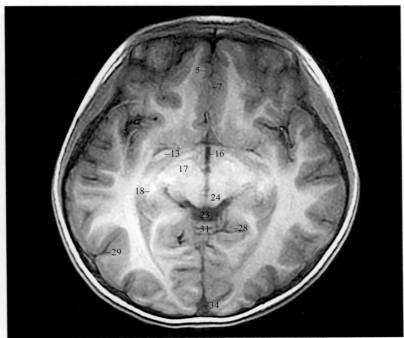

C. MRI T₁WI

27. 海马 hippocampus
28. 枕颞内侧回 medial occipitotemporal gyrus
29. 颞上沟 superior temporal sulcus
30. 颞下沟 inferior temporal sulcus
31. 小脑幕 tentorium of cerebellum

32. 小脑蚓 cerebellar vermis
33. 横窦 transverse sinus
34. 窦汇 confluence of sinus
35. 枕骨 occipital bone
36. 枕内隆起 internal occipital protuberance

图 1-12　经红核、黑质横断面
Fig. 1-12　Transverse section through red nucleus and substantia nigra

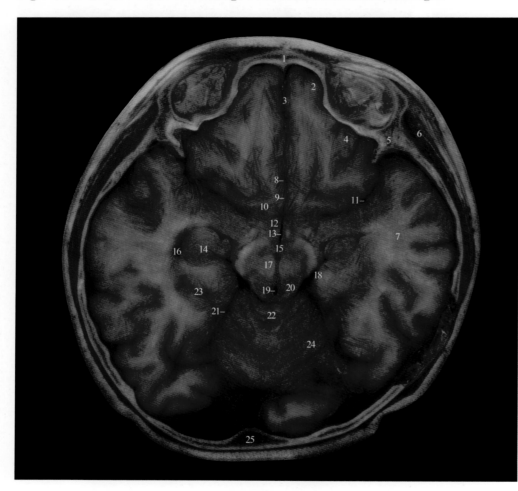

A. 标本

1. 额骨 frontal bone
2. 额上回 superior frontal gyrus
3. 大脑镰 cerebral falx
4. 额中回 middle frontal gyrus
5. 蝶骨大翼 greater wing of sphenoid bone
6. 颞肌 temporalis
7. 颞叶 temporal lobe
8. 大脑前动脉 anterior cerebral artery
9. 大脑纵裂池 cistern of cerebral longitudinal fissure
10. 伏隔核 nucleus accumbens
11. 大脑中动脉 middle cerebral artery
12. 下丘脑 hypothalamus
13. 第三脑室漏斗隐窝 infundibular recess of the third ventricle
14. 海马 hippocampus
15. 乳头体和黑质 mamillary body and substantia nigra
16. 侧脑室下角 inferior horn of lateral ventricle
17. 红核 red nucleus
18. 环池和滑车神经 cistern ambiens and trochlear nerve
19. 中脑导水管 mesencephalic aqueduct
20. 下丘 inferior colliculus
21. 小脑幕 tentorium of cerebellum
22. 小脑蚓 cerebellar vermis
23. 侧副沟 collateral sulcus
24. 小脑半球 cerebellar hemisphere
25. 枕内隆起 internal occipital protuberance

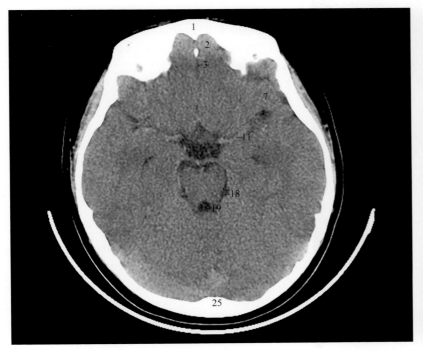

B. CT

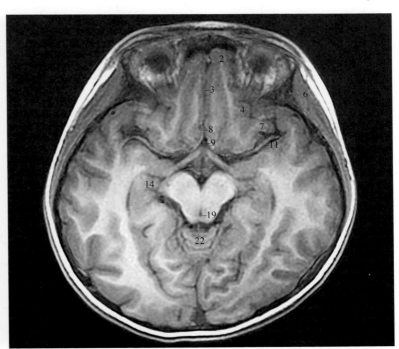

C. MRI T₁WI

图 1-13　经垂体横断面
Fig. 1-13　Transverse section through hypophysis

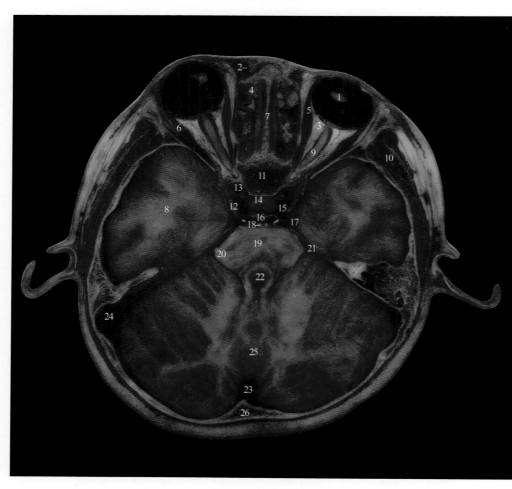

1. 晶状体 lens
2. 额窦 frontal sinus
3. 眶脂体 adipose body of orbit
4. 筛窦 ethmoidal sinus
5. 内直肌 medial rectus
6. 外直肌 lateral rectus
7. 鼻中隔 nasal septum
8. 颞叶 temporal lobe
9. 视神经 optic nerve
10. 颞肌 temporalis
11. 蝶窦 sphenoidal sinus
12. 动眼神经 oculomotor nerve
13. 颈内动脉 internal carotid artery
14. 垂体 hypophysis
15. 海绵窦 cavernous sinus
16. 鞍背 dorsum sella
17. 三叉神经 trigeminal nerve
18. 基底沟 basilar sulcus of pons
19. 脑桥 pons
20. 小脑中脚 middle cerebellar peduncle
21. 小脑幕 tentorium of cerebellum
22. 第四脑室 fourth ventricle
23. 窦汇 confluence of sinus
24. 乙状窦 sigmoid sinus
25. 蚓锥体 pyramid of vermis
26. 枕骨 occipital bone

A. 标本

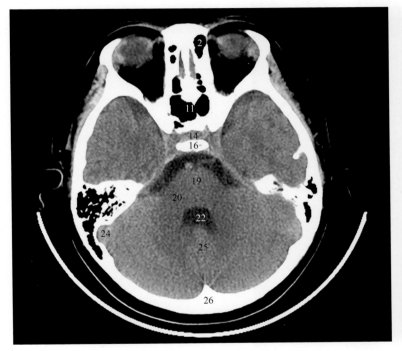

B. CT

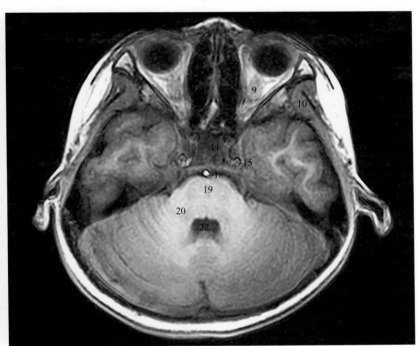

C. MRI T₁WI

图 1-14　经内耳道横断面
Fig. 1-14　Transverse section through internal acoustic meatus

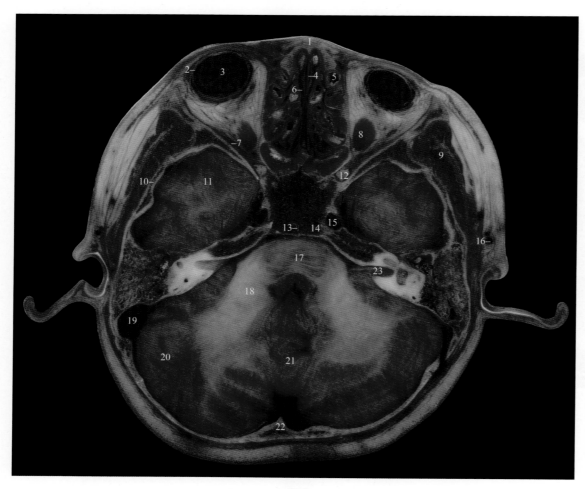

1. 鼻骨 nasal bone
2. 巩膜 sclera
3. 玻璃体 vitreous body
4. 鼻中隔 nasal septum
5. 筛窦 ethmoidal sinus
6. 中鼻甲 middle nasal concha
7. 外直肌 lateral rectus
8. 下直肌 inferior rectus
9. 颞肌 temporalis
10. 颞骨鳞部 squamous part of temporal bone
11. 颞叶 temporal lobe
12. 前床突 anterior clinoid process
13. 垂体柄 pituitary stalk
14. 枕骨基底部 basilar part
15. 颈内动脉 internal carotid artery
16. 颞浅静脉 superficial temporal vein
17. 脑桥基底部 basilar part of pons
18. 小脑中脚 middle cerebellar peduncle
19. 横窦 transverse sinus
20. 小脑半球 cerebellar hemisphere
21. 小脑蚓 cerebellar vermis
22. 枕内隆起 internal occipital protuberance
23. 内耳道 internal acoustic meatus

A. 标本

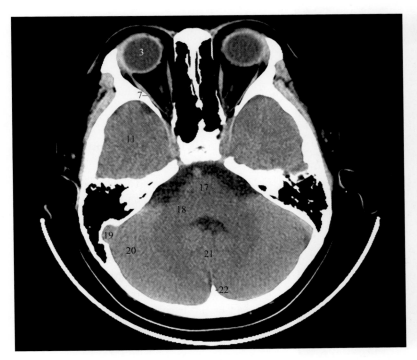

B. CT

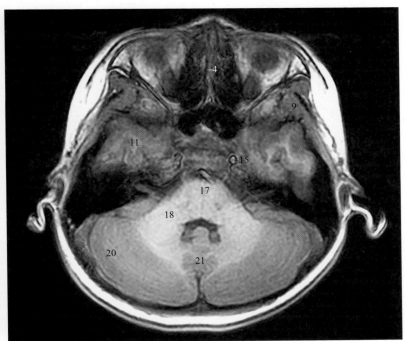

C. MRI T$_1$WI

图 1-15 经颞下颌关节横断面
Fig. 1-15 Transverse section through temporomandibular joint

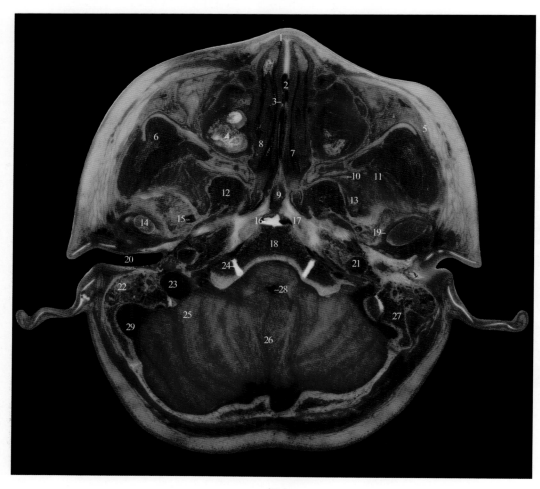

A. 标本

1. 鼻骨 nasal bone
2. 鼻中隔 nasal septum
3. 中鼻甲 middle nasal concha
4. 上颌窦 maxillary sinus
5. 颧骨 zygomatic bone
6. 颞肌 temporalis
7. 下鼻道 inferior nasal meatus
8. 下鼻甲 inferior nasal concha
9. 犁骨 vomer
10. 翼突外侧板 lateral pterygoid plate
11. 翼外肌 lateral pterygoid
12. 蝶骨大翼 greater wing of sphenoid bone
13. 翼内肌 medial pterygoid
14. 下颌头 head of mandible
15. 颈内动脉 internal carotid artery
16. 蝶枕结合 sphenooccipital synchondrosis
17. 颞骨岩部 petrous part of temporal bone
18. 枕骨基底部 basilar part
19. 颞下颌关节 temporomandibular joint
20. 外耳道 external acoustic meatus
21. 鼓室 tympanic cavity
22. 乳突小房 mastoid cells
23. 颈内静脉 internal jugular vein
24. 斜坡枕髁间软骨 clivus occipital intercondylar cartilage
25. 小脑半球 cerebellar hemisphere
26. 小脑蚓 cerebellar vermis

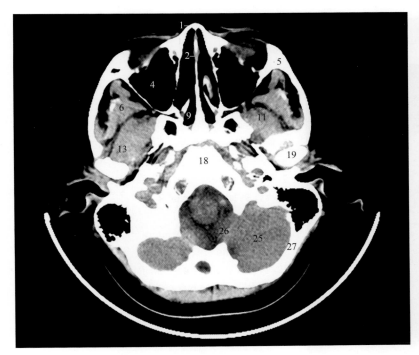

B. CT

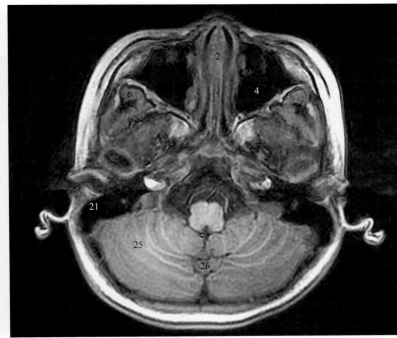

C. MRI T₁WI

27. 枕骨 occipital bone
28. 第四脑室 the fourth ventricle
29. 乙状窦 sigmoid sinus

图 1-16　经枕骨大孔横断面
Fig. 1-16　Transverse section through foramen magnum of occipital bone

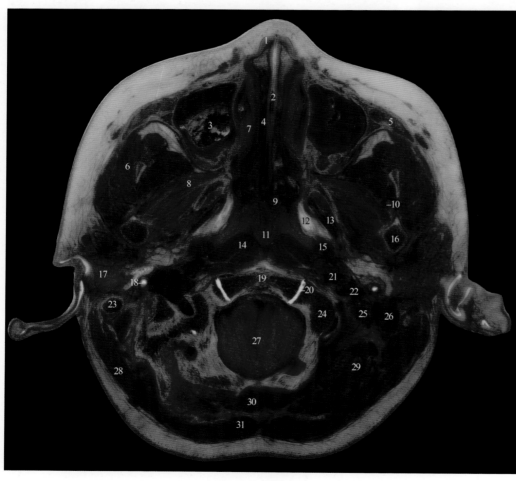

A. 标本

1. 鼻骨 nasal bone
2. 鼻中隔 nasal septum
3. 上颌窦 maxillary sinus
4. 鼻腔 nasal cavity
5. 颧骨 zygomatic bone
6. 颞肌 temporalis
7. 下鼻甲 inferior nasal concha
8. 翼外肌 lateral pterygoid
9. 腺样体 adenoid
10. 上颌动脉 maxillary artery
11. 腭垂 uvula
12. 咽鼓管软骨 cartilage of auditory tube
13. 翼内肌 medial pterygoid
14. 头长肌和颈长肌 longus scapitis and longus colli
15. 腭帆张肌 tensor veli palatini
16. 下颌骨髁突 condylar process of mandible
17. 腮腺 parotid gland
18. 茎突 styloid process
19. 枕骨基底部 basilar part
20. 斜坡枕髁间软骨 clivus occipital intercondylar cartilage
21. 颈内动脉 internal carotid artery
22. 颈内静脉 internal jugular vein
23. 乳突 mastoid process
24. 枕髁 occipital condyle
25. 中、后斜角肌 scalenus medius and posterior

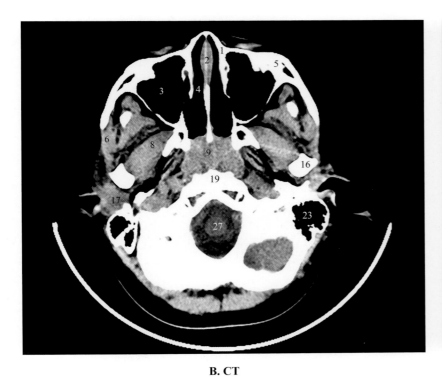

B. CT

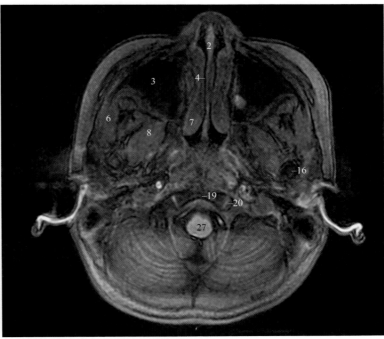

C. MRI T₁WI

26. 二腹肌后腹 posterior belly of digastric
27. 延髓 medulla oblongata
28. 胸锁乳突肌 sternocleidomastoid
29. 头夹肌 splenius capitis
30. 头半棘肌 semispinalis capitis
31. 斜方肌 trapezius

第二章　颈部连续横断面

Chapter 2　Continuous Transverse Sections of Neck

图 2-1　经寰枕关节横断面
Fig. 2-1　Transverse section through atlantooccipital joint

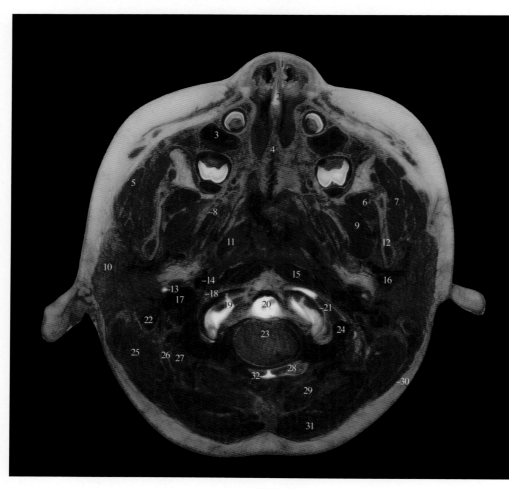

A. 标本

1. 鼻中隔软骨 septal cartilage of nose
2. 鼻中隔 nasal septum
3. 上颌窦 maxillary sinus
4. 犁骨 vomer
5. 颞肌 temporalis
6. 翼外肌 lateral pterygoid
7. 咬肌 masseter
8. 翼突外侧板 lateral pterygoid plate
9. 翼内肌 medial pterygoid
10. 腮腺 parotid gland
11. 腭帆张肌 tensor veli palatini
12. 下颌支 ramus of mandible
13. 茎突 styloid process
14. 颈内动脉 internal carotid artery
15. 头长肌和颈长肌 longus scapitis and longus colli
16. 颈外动脉和下颌后静脉 external carotid artery and retromandibular vein
17. 颈内静脉 internal jugular vein
18. 迷走神经 vagus nerve
19. 枕髁 occipital condyle
20. 齿突软骨 odontoid cartilage
21. 寰枕关节 atlantooccipital joint
22. 二腹肌后腹 posterior belly of digastric
23. 脊髓 spinal cord
24. 椎动脉 vertebral artery
25. 头夹肌 splenius capitis
26. 头最长肌 longissimus capitis

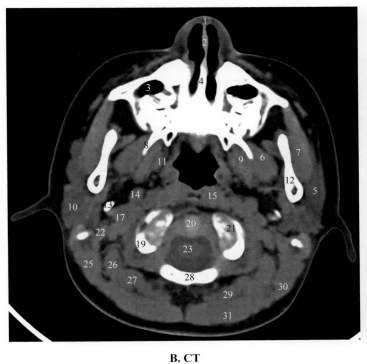

B. CT

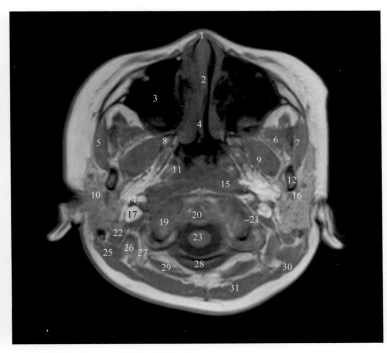

C. MRI

27. 头下斜肌 obliquus capitis inferior
28. 寰椎后弓 posterior arch of atlas
29. 头后大直肌 rectus capitis posterior major
30. 胸锁乳突肌 sternocleidomastoid
31. 头半棘肌 semispinalis capitis
32. 寰椎后弓间软骨 posterior arch cartilage of atlas

图 2-2　经寰椎横韧带横断面
Fig. 2-2　Transverse section through transverse ligament of atlas

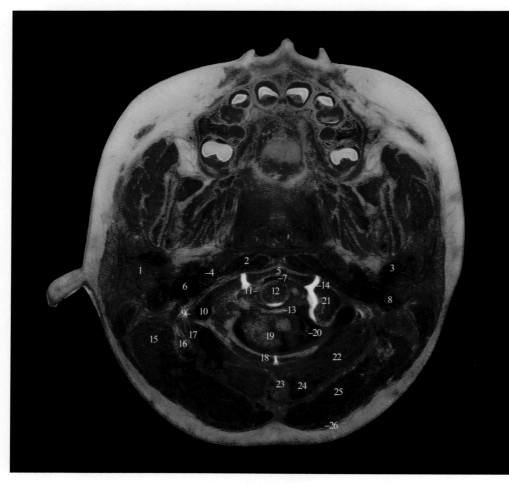

A. 标本

1. 腮腺 parotid gland
2. 头长肌和颈长肌 longus scapitis and longus colli
3. 颈外动脉和下颌后静脉 external carotid artery and retromandibular vein
4. 颈内动脉 internal carotid artery
5. 寰椎前弓 anterior arch of atlas
6. 颈内静脉 internal jugular vein
7. 寰枢正中关节 median atlantoaxial joint
8. 二腹肌后腹 posterior belly of digastric
9. 寰椎横突 transverse process of atlas
10. 椎动脉 vertebral artery
11. 翼状韧带 alar ligament
12. 齿突 dens
13. 寰椎横韧带 transverse ligament of atlas
14. 寰椎前弓侧块间软骨 cartilage between lateral masses of anterior arch of atlas
15. 头夹肌 splenius capitis
16. 头下斜肌 obliquus capitis inferior
17. 头上斜肌 obliquus capitis superior
18. 寰椎后弓 posterior arch of atlas
19. 脊髓 spinal cord
20. 硬膜囊 dural sac
21. 寰椎侧块 lateral mass of atlas
22. 头后大直肌 rectus capitis posterior major
23. 项韧带 ligamentum nuchae
24. 头后小直肌 rectus capitis posterior minor
25. 头半棘肌 semispinalis capitis
26. 斜方肌 trapezius

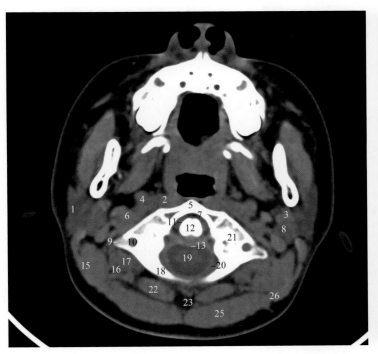

B. CT

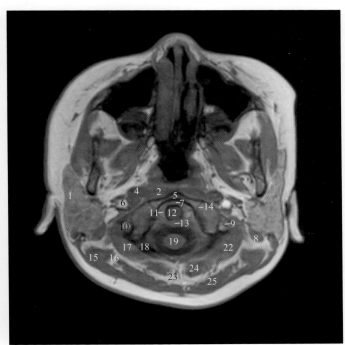

C. MRI

图 2-3 经枢椎横断面
Fig. 2-3　Transverse section through axis

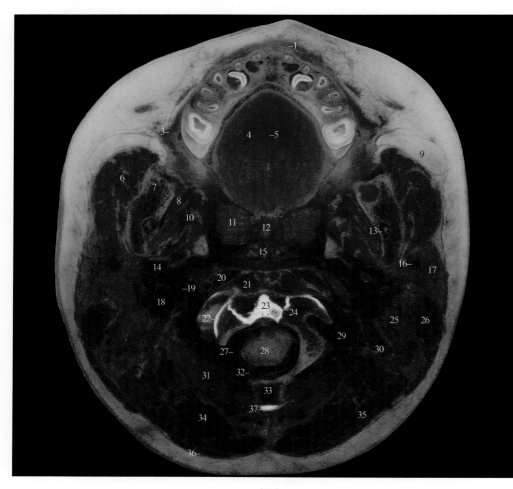

A. 标本

1. 口轮匝肌 orbicularis oris
2. 下颌骨 mandible
3. 颊肌 buccinator
4. 颏舌肌 genioglossus
5. 舌中隔 septum of tongue
6. 咬肌 masseter
7. 下颌支 ramus of mandible
8. 翼外肌 lateral pterygoid
9. 颊脂体 buccal fat pad
10. 翼内肌 medial pterygoid
11. 腭扁桃体 palatine tonsil
12. 软腭 soft palate
13. 下颌管 mandibular canal
14. 颈外动脉 external carotid artery
15. 咽腔 cavity of pharynx
16. 下颌后静脉 retromandibular vein
17. 腮腺 parotid gland
18. 颈内静脉 internal jugular vein
19. 颈内动脉 internal carotid artery
20. 头长肌 longus capitis
21. 颈长肌 longus colli
22. 枢椎神经弓中心软骨联合 neurocentral synchondrosis of axis
23. 齿突基底部软骨 basal cartilage of odontoid process
24. 枢椎 axis
25. 二腹肌后腹 posterior belly of digastric

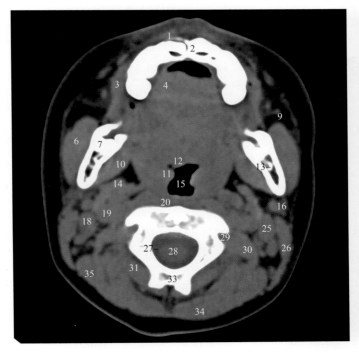

B. CT

C. MRI

26. 胸锁乳突肌 sternocleidomastoid
27. 蛛网膜下隙 subarachnoid space
28. 脊髓 pinal cord
29. 椎动脉 vertebral artery
30. 肩胛提肌 levator scapulae
31. 头下斜肌 obliquus capitis inferior

32. 硬脊膜 spinal dura mater
33. 枢椎棘突 spinous process of axis
34. 头半棘肌 semispinalis capitis
35. 头夹肌 splenius capitis
36. 斜方肌 trapezius
37. 棘突末端软骨 spinous process terminal cartilage

图 2-4　经第 3/4 颈椎间盘横断面

Fig. 2-4　Transverse section through C$_{3/4}$ intervertebral disc

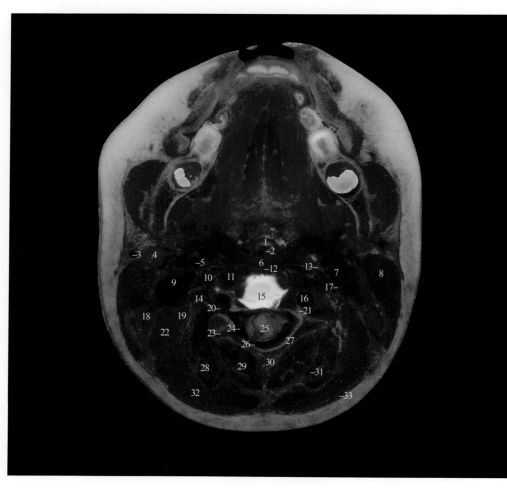

A. 标本

1. 会厌 epiglottis
2. 喉咽 laryngopharynx
3. 颈外静脉 external jugular vein
4. 下颌下腺 submandibular gland
5. 颈总动脉分叉处 bifurcation of common carotid artery
6. 咽下缩肌 inferior constrictor of pharynx
7. 颈总动脉 common carotid artery
8. 胸锁乳突肌 sternocleidomastoid
9. 颈内静脉 internal jugular vein
10. 前斜角肌 scalenus anterior
11. 颈长肌 longus colli
12. 椎前筋膜 prevertebral fascia
13. 交感干 sympathetic trunk
14. 中斜角肌 scalenus medius
15. 第 C$_{3/4}$ 颈椎间盘 C$_{3/4}$ intervertebral disc
16. 椎动脉 vertebral artery
17. 迷走神经 vagus nerve
18. 颈外侧深淋巴结 deep lateral cervical lymph node
19. 后斜角肌 scalenus posterior
20. 脊神经 spinal nerve
21. 椎弓根 pedicle of vertebral arch
22. 肩胛提肌 levator scapulae
23. 关节突关节 zygapophysial joint
24. 蛛网膜下隙 subarachnoid space
25. 脊髓 spinal cord
26. 硬脊膜 spinal dura mater

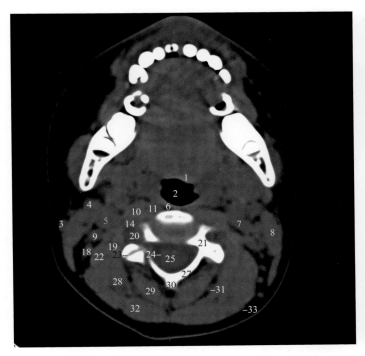

B. CT

C. MRI

27. 椎弓板 lamina of vertebral arch
28. 头半棘肌 semispinalis capitis
29. 颈半棘肌 semispinalis cervicis
30. 棘突 spinous process

31. 颈深静脉 deep cervical vein
32. 头夹肌 splenius capitis
33. 斜方肌 trapezius

图 2-5　经舌骨大角横断面
Fig. 2-5　Transverse section through greater cornu of hyoid bone

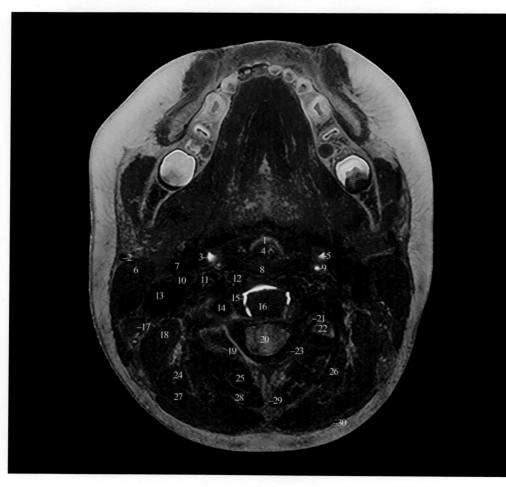

A. 标本

1. 会厌 epiglottis
2. 颈外静脉 external jugular vein
3. 舌骨大角末端软骨 terminal cartilage of greater cornu of hyoid bone
4. 喉咽 laryngopharynx
5. 舌骨大角 greater cornu of hyoid bone
6. 胸锁乳突肌 sternocleidomastoid
7. 颈外动脉和甲状腺上动脉 external carotid artery and superior thyroid artery
8. 咽缩肌 constrictor of pharynx
9. 甲状软骨上角 superior cornu of thyroid cartilage
10. 颈总动脉 common carotid artery
11. 前斜角肌 scalenus anterior
12. 头长肌 longus capitis
13. 颈内静脉 internal jugular vein
14. 椎动脉 vertebral artery
15. 第 3 颈椎神经弓中心软骨联合 neurocentral synchondrosis of the 3rd cervical vertebra
16. 第 3 颈椎椎体 the 3rd cervical vertebral body
17. 颈外侧深淋巴结 deep lateral cervical lymph node
18. 中斜角肌 scalenus medius
19. 椎弓板 lamina of vertebral arch
20. 脊髓 spinal cord
21. 第 4 颈神经 the 4th cervical nerve
22. 上关节突 superior articular process
23. 硬膜囊 dural sac
24. 头最长肌 longissimus capitis
25. 多裂肌 multifidi

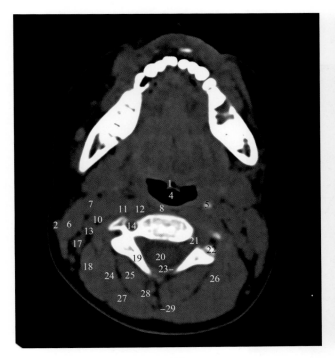

B. CT

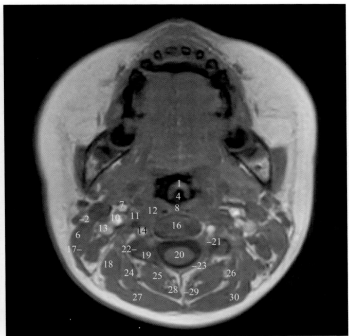

C. MRI

26. 头半棘肌 semispinalis capitis

27. 头夹肌 splenius capitis

28. 颈半棘肌 semispinalis cervicis

29. 项韧带 ligamentum nuchae

30. 斜方肌 trapezius

图 2-6　经会厌横断面

Fig. 2-6　Transverse section through epiglottis

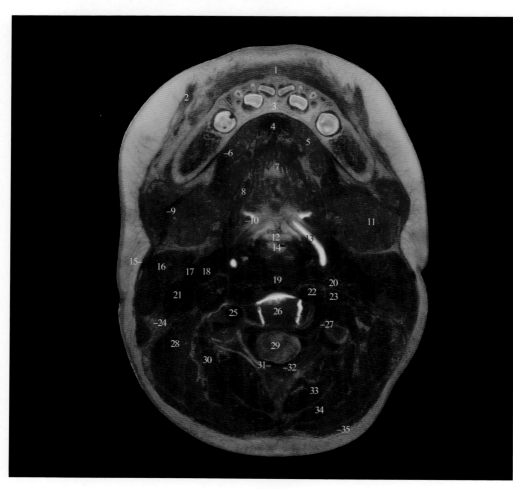

A. 标本

1. 颏肌 mentalis
2. 降下唇肌 depressor labii inferioris
3. 下颌骨 mandible
4. 颏舌肌 genioglossus
5. 舌下腺 sublingual gland
6. 下颌舌骨肌 mylohyoid
7. 颏舌骨肌 geniohyoid
8. 舌骨舌肌 hyoglossus
9. 下颌后静脉 retromandibular vein
10. 舌骨大角 greater cornu of hyoid bone
11. 下颌下腺 submandibular gland
12. 会厌 epiglottis
13. 甲状软骨 thyroid cartilage
14. 喉咽 laryngopharynx
15. 颈外静脉 external jugular vein
16. 胸锁乳突肌 sternocleidomastoid
17. 颈外动脉和甲状腺上动脉 external carotid artery and superior thyroid artery
18. 颈内动脉 internal carotid artery
19. 咽缩肌 constrictor of pharynx
20. 前斜角肌 scalenus anterior
21. 颈内静脉 internal jugular vein
22. 头长肌 longus capitis
23. 颈长肌 longus colli
24. 颈外侧深淋巴结 deep lateral cervical lymph node
25. 椎动脉 vertebral artery

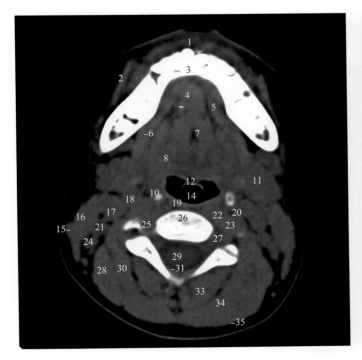

B. CT

C. MRI

26. 第 4 颈椎 the 4th cervical vertebra

27. 颈神经 cervical nerve

28. 中斜角肌 scalenus medius

29. 脊髓 spinal cord

30. 颈夹肌 splenius cervicis

31. 蛛网膜下隙 subarachnoid space

32. 硬脊膜 spinal dura mater

33. 头半棘肌 semispinalis capitis

34. 头夹肌 splenius capitis

35. 斜方肌 trapezius

图 2-7　经甲状软骨上份横断面
Fig. 2-7　Transverse section through superior thyroid cartilage

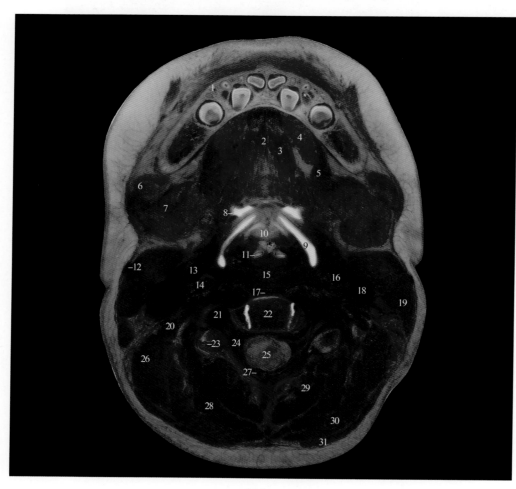

A. 标本

1. 下颌骨 mandible
2. 颏舌肌 genioglossus
3. 下颌舌骨肌 mylohyoid
4. 舌下腺 sublingual gland
5. 舌骨舌肌 hyoglossus
6. 下颌下淋巴结 submandibular lymph nodes
7. 下颌下腺 submandibular gland
8. 舌骨体舌骨大角间软骨 cartilage of body of hyoid bone and hyoid greater cornu
9. 甲状软骨 thyroid cartilage
10. 会厌 epiglottis
11. 杓状软骨 arytenoid cartilage
12. 颈外静脉 external jugular vein
13. 颈内动脉 internal carotid artery
14. 前斜角肌 scalenus anterior
15. 咽下缩肌 inferior constrictor of pharynx
16. 颈总动脉 common carotid artery
17. 咽后间隙 retropharyngeal space
18. 颈内静脉 internal jugular vein
19. 胸锁乳突肌 sternocleidomastoid
20. 中斜角肌 scalenus medius
21. 椎动脉 vertebral artery
22. 第 4 颈椎 the 4th cervical vertebra
23. 关节突关节 zygapophysial joint
24. 椎内静脉丛 internal vertebral venous plexus
25. 脊髓 spinal cord

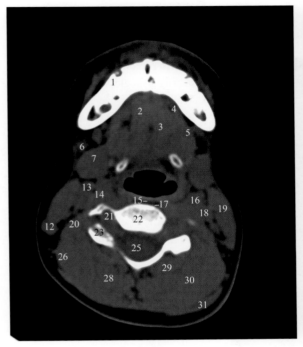

B. CT

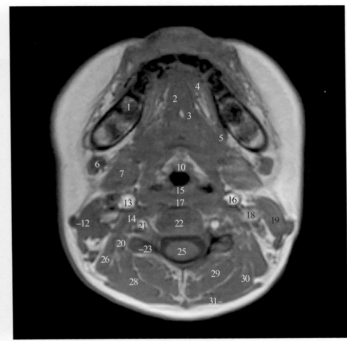

C. MRI

26. 肩胛提肌 levator scapulae
27. 硬脊膜 spinal dura mater
28. 头半棘肌 semispinalis capitis
29. 多裂肌 multifidi

30. 头夹肌 splenius capitis
31. 斜方肌 trapezius

图 2-8　经甲状软骨中份与喉中间腔横断面

Fig. 2-8　Transverse section through intermedial thyroid cartilage and intermedial cavity of larynx

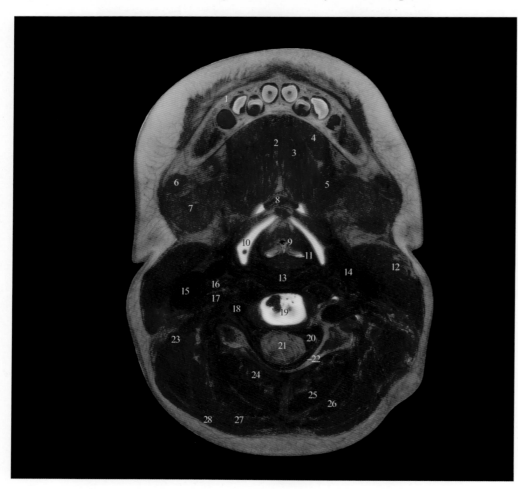

A. 标本

1. 下颌骨 mandible
2. 颏舌肌 genioglossus
3. 下颌舌骨肌 mylohyoid
4. 舌下腺 sublingual gland
5. 舌骨舌肌 hyoglossus
6. 下颌下淋巴结 submandibular lymph node
7. 下颌下腺 submandibular gland
8. 舌骨体 body of hyoid bone
9. 喉中间腔 intermedial cavity of larynx
10. 甲状软骨 thyroid cartilage
11. 杓状软骨 arytenoid cartilage
12. 胸锁乳突肌 sternocleidomastoid
13. 咽下缩肌 inferior constrictor of pharynx
14. 颈总动脉 common carotid artery
15. 颈内静脉 internal jugular vein
16. 前斜角肌 scalenus anterior
17. 中斜角肌 scalenus medius
18. 椎动脉 vertebral artery
19. 第 4/5 颈椎间盘 $C_{4/5}$ intervertebral disc
20. 椎内静脉丛 internal vertebral venous plexus
21. 脊髓 spinal cord
22. 硬脊膜 spinal dura mater
23. 肩胛提肌 levator scapulae
24. 多裂肌 multifidi
25. 颈半棘肌 semispinalis cervicis
26. 头半棘肌 semispinalis capitis
27. 头夹肌 splenius capitis
28. 斜方肌 trapezius

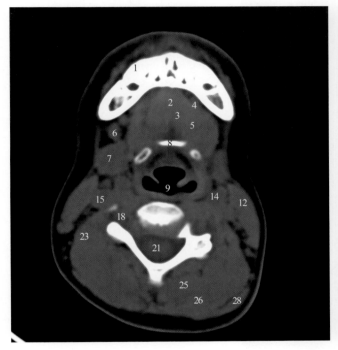

B. CT

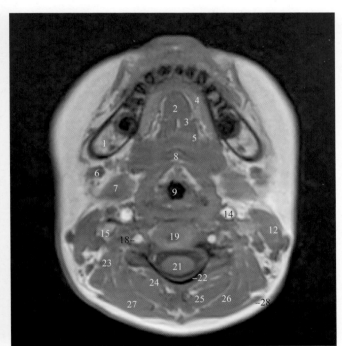

C. MRI

图 2-9　经声襞和环状软骨板横断面
Fig. 2-9　Transverse section through vocal fold and lamina of cricoid cartilage

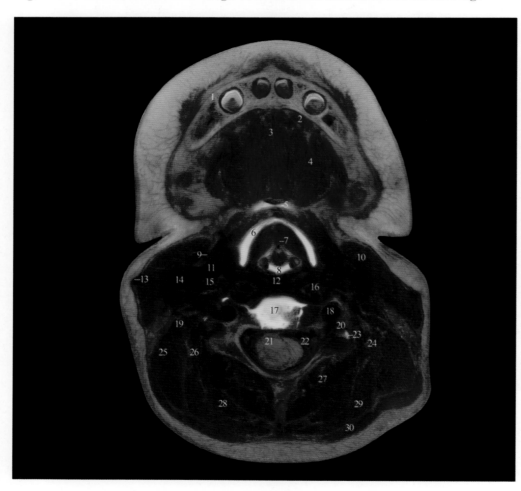

A. 标本

1. 下颌骨 mandible
2. 二腹肌前腹 anterior belly of digastric muscle
3. 颏舌肌 genioglossus
4. 下颌舌骨肌 mylohyoid
5. 舌骨体 body of hyoid bone
6. 甲状软骨 thyroid cartilage
7. 声带 vocal cord
8. 环状软骨 cricoid cartilage
9. 颈外侧深淋巴结 deep lateral cervical lymph node
10. 胸锁乳突肌 sternocleidomastoid
11. 颈总动脉 common carotid artery
12. 咽后间隙 retropharyngeal space
13. 颈外静脉 external jugular vein
14. 颈内静脉 internal jugular vein
15. 前斜角肌 scalenus anterior
16. 头长肌和颈长肌 longus scapitis and longus colli
17. 第 5/6 颈椎间盘 $C_{5/6}$ intervertebral disc
18. 椎动脉 vertebral artery
19. 中斜角肌 scalenus medius
20. 颈神经 cervical nerve
21. 脊髓 spinal cord
22. 椎内静脉丛 internal vertebral venous plexus
23. 关节突关节 zygapophysial joint
24. 后斜角肌 scalenus posterior
25. 肩胛提肌 levator scapulae

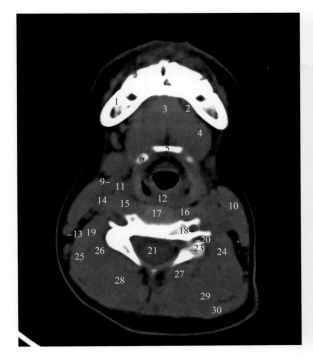

B. CT

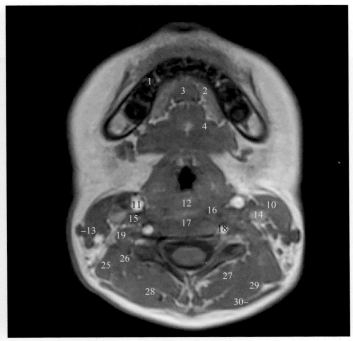

C. MRI

26. 头最长肌 longissimus capitis
27. 颈半棘肌 semispinalis cervicis
28. 头半棘肌 semispinalis capitis

29. 头夹肌 splenius capitis
30. 斜方肌 trapezius

图 2-10 经环状软骨横断面
Fig. 2-10 Transverse section through cricoid cartilage

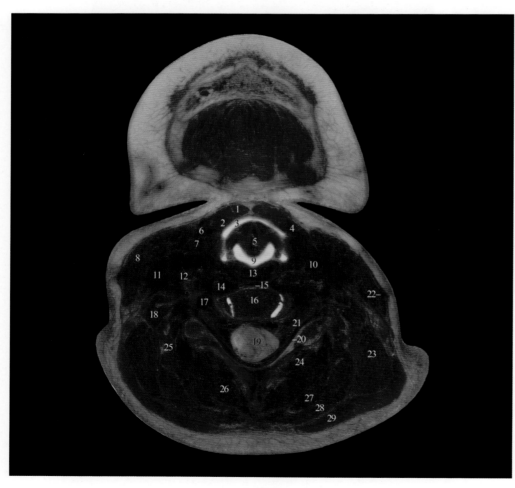

A. 标本

1. 胸骨舌骨肌 sternohyoid
2. 甲状舌骨肌 thyrohyoid
3. 甲状软骨 thyroid cartilage
4. 肩胛舌骨肌上腹 superior belly of omohyoid
5. 声门下腔 infraglottic cavity
6. 甲状腺上静脉 superior thyroid vein
7. 颈外侧深淋巴结 deep lateral cervical lymph node
8. 胸锁乳突肌 sternocleidomastoid
9. 环状软骨 cricoid cartilage
10. 颈总动脉 common carotid artery
11. 颈内静脉 internal jugular vein
12. 前斜角肌 scalenus anterior
13. 咽下缩肌 inferior constrictor of pharynx
14. 颈长肌 longus colli
15. 咽后间隙 retropharyngeal space
16. 颈椎椎体 cervical vertebral body
17. 椎动脉 vertebral artery
18. 中斜角肌 scalenus medius
19. 脊髓 spinal cord
20. 硬膜外隙 extradural space
21. 颈神经根 cervical nerve root
22. 颈外静脉 external jugular vein
23. 肩胛提肌 levator scapulae
24. 多裂肌 multifidi
25. 头最长肌 longissimus capitis
26. 颈半棘肌 semispinalis cervicis
27. 头半棘肌 semispinalis capitis
28. 头夹肌 splenius capitis
29. 斜方肌 trapezius

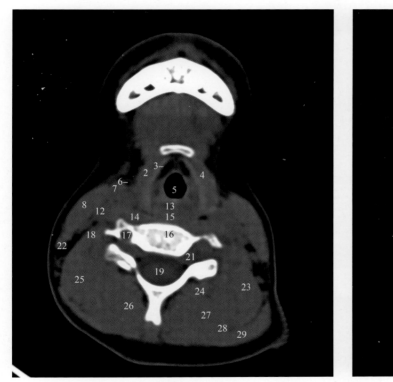

B. CT

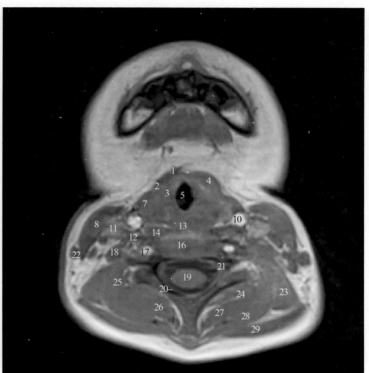

C. MRI

图 2-11　经颈动脉结节横断面
Fig. 2-11　Transverse section through carotid tubercle

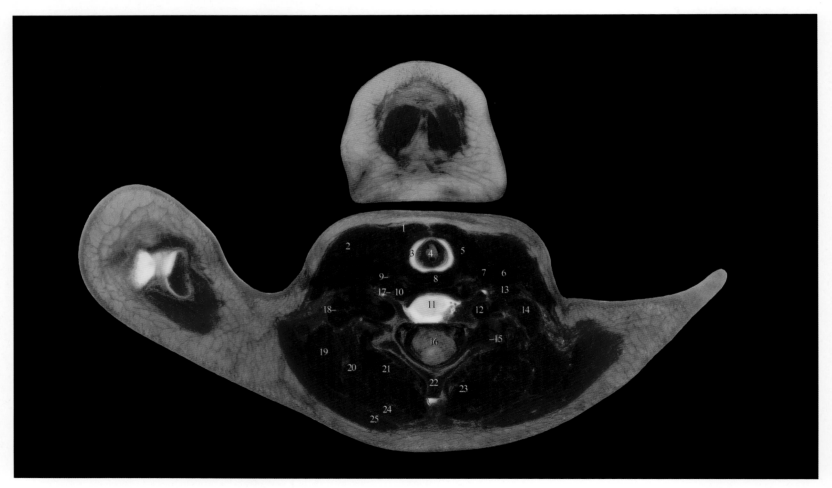

A. 标本

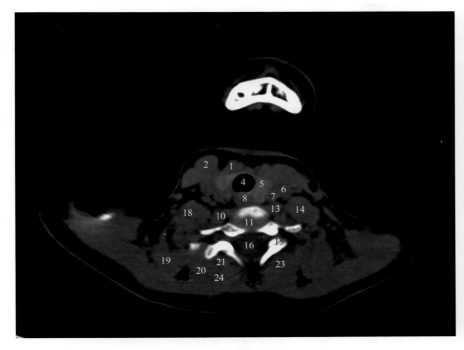

B. CT

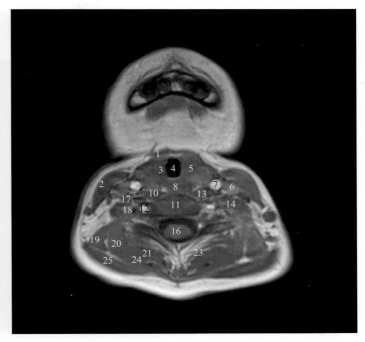

C. MRI

1. 胸骨舌骨肌 sternohyoid
2. 胸锁乳突肌 sternocleidomastoid
3. 环状软骨 cricoid cartilage
4. 声门下腔 infraglottic cavity
5. 甲状腺 thyroid gland
6. 颈内静脉 internal jugular vein
7. 颈总动脉 common carotid artery
8. 食管 esophagus
9. 迷走神经 vagus nerve

10. 颈长肌 longus colli
11. 椎间盘 intervertebral disc
12. 椎血管 vertebral blood vessel
13. 前斜角肌 scalenus anterior
14. 中、后斜角肌 scalenus medius and posterior
15. 关节突关节 zygapophysial joint
16. 脊髓 spinal cord
17. 颈动脉结节 carotid tubercle
18. 臂丛 brachial plexus

19. 肩胛提肌 levator scapulae
20. 头最长肌 longissimus capitis
21. 多裂肌 multifidi
22. 棘突 spinous process
23. 颈半棘肌 semispinalis cervicis
24. 头夹肌 splenius capitis
25. 斜方肌 trapezius

图 2-12 经第 7 颈椎椎体上缘横断面

Fig. 2-12 Transverse section through the superior margin of vertebral body of the 7th cervical vertebra

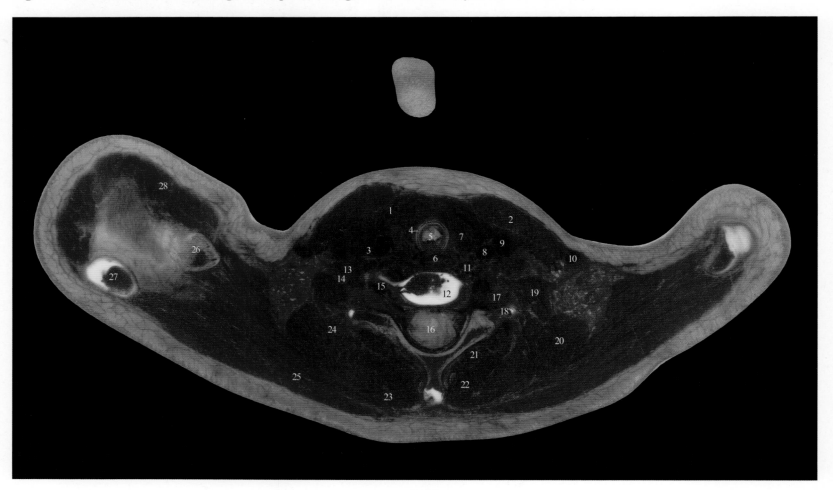

A. 标本

1. 胸骨舌骨肌 sternohyoid
2. 胸锁乳突肌 sternocleidomastoid
3. 迷走神经 vagus nerve
4. 气管软骨 tracheal cartilage
5. 气管 trachea
6. 食管 esophagus
7. 甲状腺 thyroid gland
8. 颈总动脉 common carotid artery
9. 颈内静脉 internal jugular vein
10. 颈外静脉 external jugular vein
11. 颈长肌 longus colli
12. 椎间盘 intervertebral disc
13. 前斜角肌 scalenus anterior
14. 臂丛 brachial plexus
15. 椎动脉 vertebral artery
16. 脊髓 spinal cord
17. 神经根 nerve root
18. 关节突 zygapophysis
19. 中、后斜角肌 scalenus medius and posterior
20. 肩胛提肌 levator scapulae
21. 多裂肌 multifidi
22. 颈半棘肌 semispinalis cervicis
23. 头夹肌 splenius capitis
24. 头最长肌 longissimus capitis
25. 斜方肌 trapezius
26. 锁骨肩峰端 extremitas acromialis of clavicle
27. 肩峰 acromion
28. 三角肌 deltoid

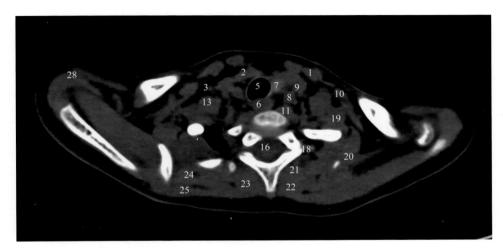

B. CT

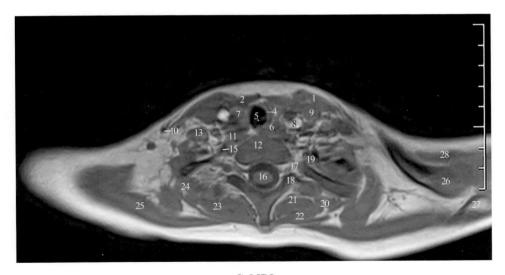

C. MRI

第三章　胸部连续横断面

Chapter 3　Continuous Transverse Sections of Thorax

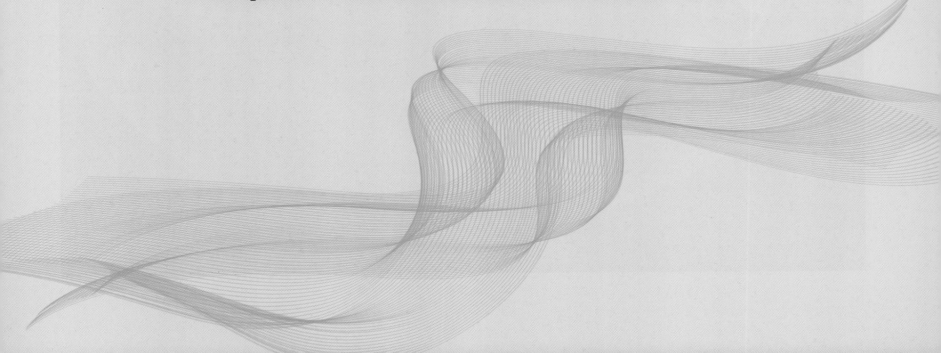

图 3-1　经第 1 胸椎、颈总动脉、颈动脉鞘、颈内动脉横断面

Fig. 3-1　Transverse section through T_1, common carotid artery, carotid sheath and internal carotid artery

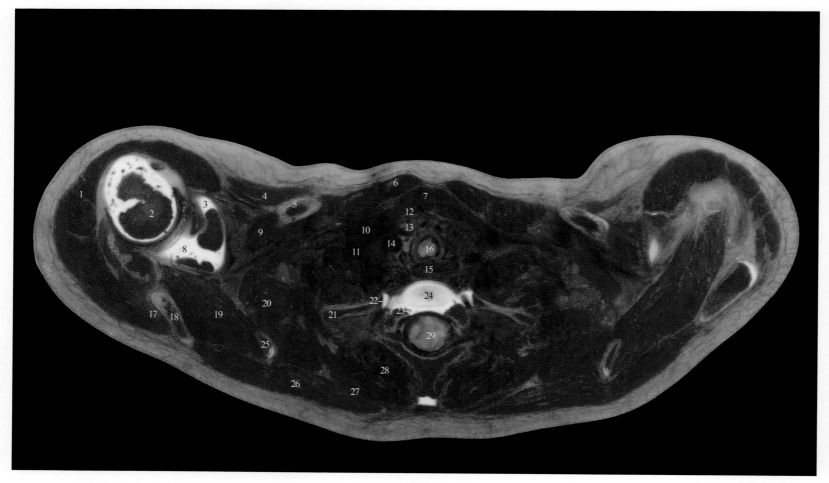

A. 标本

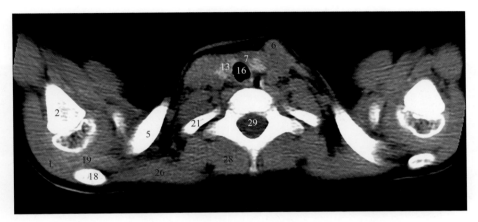

B. CT

1. 三角肌 deltoid
2. 肱骨头 head of humerus
3. 喙突尖软骨 tip cartilage of coracoid process
4. 胸大肌 pectoralis major
5. 锁骨 clavicle
6. 胸锁乳突肌 sternocleidomastoid
7. 胸骨舌骨肌 sternohyoid
8. 喙突基底部软骨 basal cartilage of coracoid process
9. 锁骨下肌 subclavius
10. 右头臂动脉 right brachiocephalic artery
11. 右锁骨下动脉 right subclavian artery
12. 胸骨甲状肌 sternothyroid
13. 甲状腺 thyroid gland
14. 右颈总动脉 right common carotid artery
15. 食管 esophagus
16. 气管 trachea
17. 冈下肌 infraspinatus
18. 肩胛冈 spine of scapula
19. 冈上肌 supraspinatus
20. 前锯肌 serratus anterior
21. 第 2 肋 the 2nd rib
22. 肋软骨 costal cartilage
23. 第 2 胸椎椎体椎弓联合软骨 the 2nd thoracic vertebral arch combined cartilage
24. 第 1/2 胸椎椎间盘 $T_{1/2}$ intervertebral disc
25. 肩胛骨上角 superior angle of scapula
26. 斜方肌 trapezius
27. 大菱形肌 rhomboideus major
28. 竖脊肌 erector spinae
29. 脊髓 spinal cord

图 3-2 经锁骨下动脉横断面
Fig. 3-2 Transverse section through subclavian artery

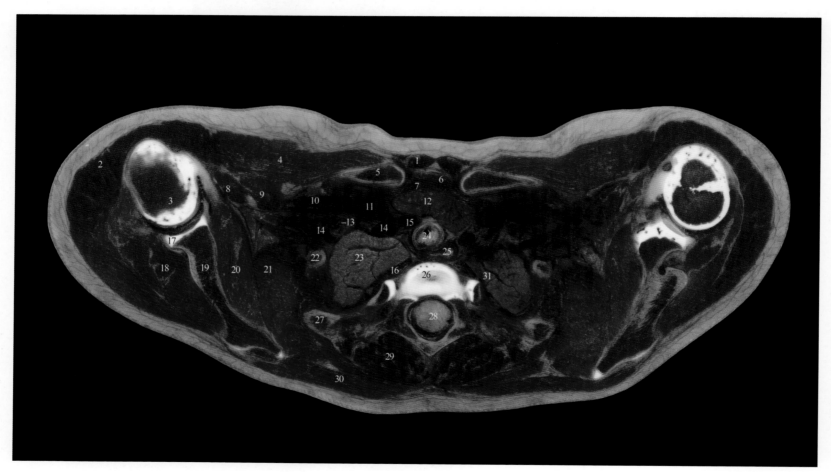

A. 标本

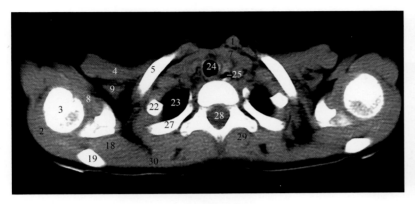

B. CT 纵隔窗

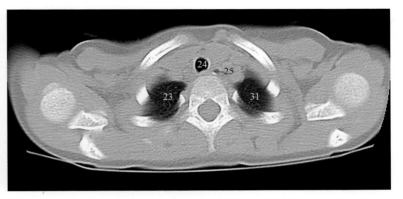

C. CT 肺窗

1. 胸锁乳突肌 sternocleidomastoid

2. 三角肌 deltoid

3. 肱骨 humerus

4. 胸大肌 pectoralis major

5. 锁骨 clavicle

6. 胸骨舌骨肌 sternohyoid

7. 胸骨甲状肌 sternothyroid

8. 肱二头肌短头 short head of biceps brachii

9. 胸小肌 pectoralis minor

10. 右锁骨下静脉 right subclavian vein

11. 右头臂静脉 right brachiocephalic vein

12. 胸腺 thymus

13. 迷走神经 vagus nerve

14. 右锁骨下动脉 right subclavian artery

15. 右头臂干动脉 right brachiocephalic trunk artery

16. 胸膜腔 pleural cavity

17. 关节盂软骨 cartilage of glenoid cavity

18. 冈下肌 infraspinatus

19. 肩胛冈 spine of scapula

20. 肩胛下肌 subscapularis

21. 前锯肌 serratus anterior

22. 第 1 肋 the 1st rib

23. 尖段 apical segment

24. 气管 trachea

25. 食管 esophagus

26. 椎间盘 intervertebral disc

27. 第 2 肋 2nd rib

28. 脊髓 spinal cord

29. 竖脊肌 erector spinae

30. 斜方肌 trapezius

31. 后段 posterior segment

图 3-3　经头臂干、左锁骨下动脉横断面
Fig. 3-3　Transverse section through brachiocephalic trunk and left subclavian artery

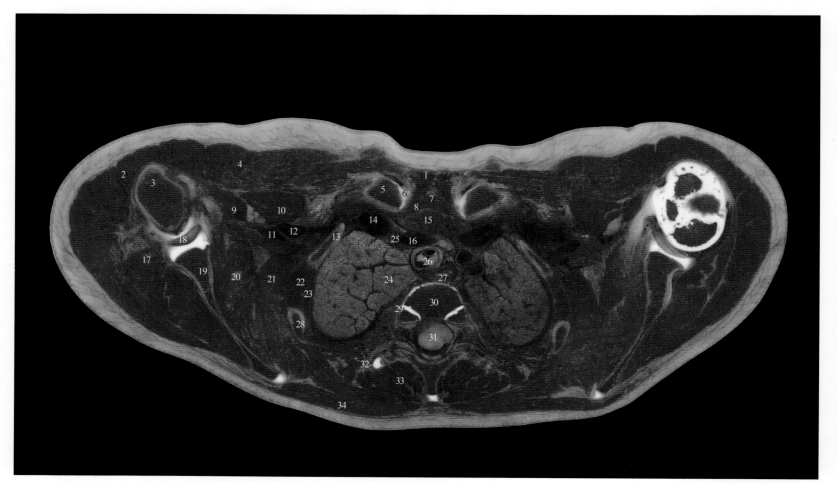

A. 标本

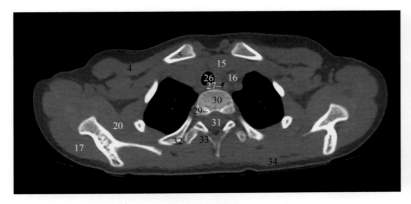

B. CT 纵隔窗

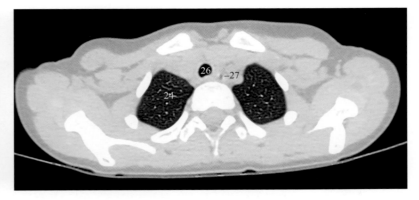

C. CT 肺窗

1. 胸锁乳突肌 sternocleidomastoid
2. 三角肌 deltoid
3. 肱骨 humerus
4. 胸大肌 pectoralis major
5. 锁骨 clavicle
6. 胸锁关节 sternoclavicular joint
7. 胸骨舌骨肌 sternohyoid
8. 胸骨甲状肌 sternothyroid
9. 肱二头肌短头 short head of biceps brachii
10. 胸小肌 pectoralis minor
11. 右腋动脉 right axillary artery
12. 右腋静脉 right axillary vein
13. 第 1 肋 the 1st rib
14. 右头臂静脉 right brachiocephalic vein
15. 胸腺 thymus
16. 头臂干 brachiocephalic trunk
17. 冈下肌 infraspinatus
18. 肩关节 shoulder joint

19. 肩胛冈 spine of scapula
20. 肩胛下肌 subscapularis
21. 前锯肌 serratus anterior
22. 肋间外肌 intercostale externi
23. 肋间内肌 intercostale interni
24. 尖段 apical segment
25. 膈神经 phrenic nerve
26. 气管 trachea
27. 食管 esophagus
28. 第 2 肋 the 2nd rib
29. 第 2 胸椎椎体椎弓联合软骨 the 2nd thoracic vertebral arch combined cartilage
30. 胸椎椎体 thoracic vertebral body
31. 脊髓 spinal cord
32. 横突末端软骨 cartilage at the end of transverse process
33. 竖脊肌 erector spinae
34. 斜方肌 trapezius

图 3-4　经左、右头臂静脉汇合成腔静脉横断面

Fig. 3-4　Transverse section through right and left brachiocephalic veins were merged into vena cava

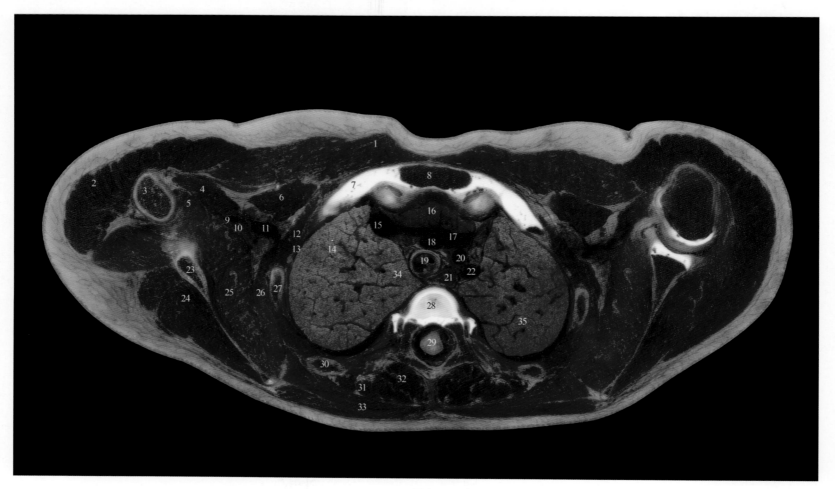

A. 标本

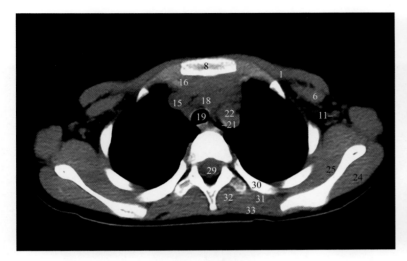

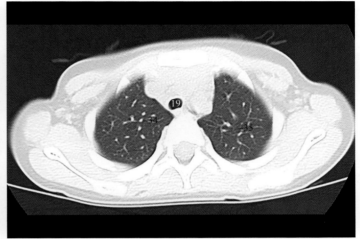

B. CT 纵隔窗　　　　　　　　　　　　　　　　　**C. CT 肺窗**

1. 胸大肌 pectoralis major
2. 三角肌 deltoid
3. 肱骨 humerus
4. 肱二头肌短头 short head of biceps brachii
5. 喙肱肌 coracobrachialis
6. 胸小肌 pectoralis minor
7. 第 1 肋 the 1st rib
8. 胸骨 sternum
9. 腋动脉 axillary artery
10. 臂丛 brachial plexus
11. 腋静脉 axillary vein
12. 肋间外肌 intercostale externi

13. 肋间内肌 intercostale interni
14. 右肺上叶 superior lobe of right lung
15. 右头臂静脉 right brachiocephalic vein
16. 胸腺 thymus
17. 左头臂静脉 left brachiocephalic vein
18. 头臂干 brachiocephalic trunk
19. 气管 trachea
20. 左颈总动脉 left common carotid artery
21. 食管 esophagus
22. 左锁骨下动脉 left subclavian artery
23. 肩胛冈 spine of scapula
24. 冈下肌 infraspinatus

25. 肩胛下肌 subscapularis
26. 前锯肌 serratus anterior
27. 第 3 肋 the 3rd rib
28. 胸椎椎间盘 thoracic intervertebral disc
29. 脊髓 spinal cord
30. 第 4 肋 the 4th rib
31. 大菱形肌 rhomboideus major
32. 竖脊肌 erector spinae
33. 斜方肌 trapezius
34. 尖段 apical segment
35. 后段 posterior segment

图 3-5　经主动脉弓上份横断面

Fig. 3-5　Transverse section through superior aortic

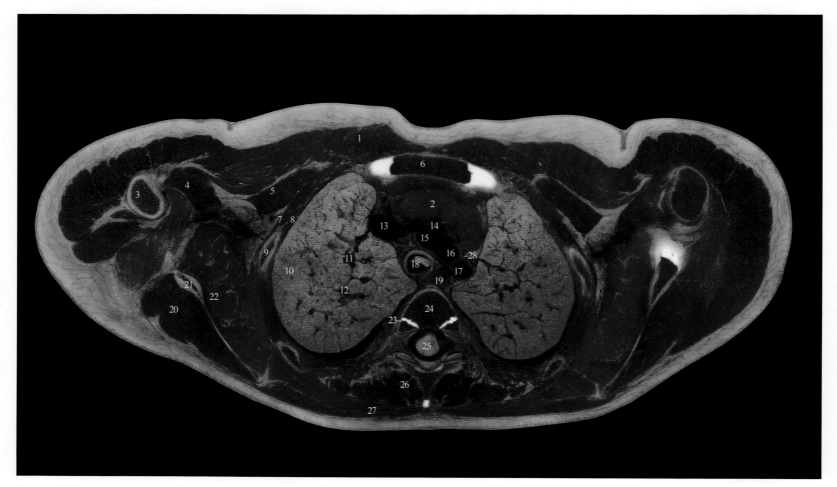

A. 标本

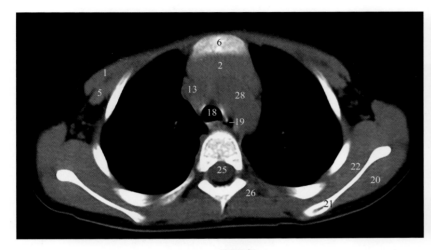

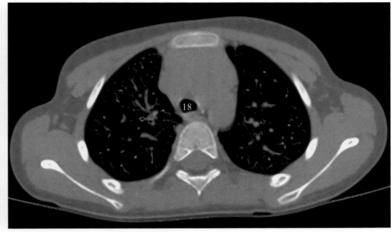

B. CT 纵隔窗　　　　　　　　　　　　　**C. CT 肺窗**

1. 胸大肌 pectoralis major
2. 胸腺 thymus
3. 肱骨 humerus
4. 肱二头肌短头 short head of biceps brachii
5. 胸小肌 pectoralis minor
6. 胸骨柄 manubrium sterni
7. 肋间外肌 intercostale externi
8. 肋间内肌 intercostale interni
9. 第 2 肋 the 2nd rib
10. 右肺上叶 superior lobe of right lung
11. 后段静脉 segmenta posterius
12. 尖段支气管 apical segmental bronchus
13. 上腔静脉 superior vena cava
14. 左头臂静脉 left brachiocephalic vein

15. 头臂干 brachiocephalic trunk
16. 左锁骨下动脉 left subclavian artery
17. 左颈总动脉 left common carotid artery
18. 气管 trachea
19. 食管 esophagus
20. 冈下肌 infraspinatus
21. 肩胛骨 scapula
22. 肩胛下肌 subscapularis
23. 胸椎椎体椎弓联合软骨 thoracic vertebral arch combined cartilage
24. 胸椎椎体 thoracic vertebral body
25. 脊髓 spinal cord
26. 竖脊肌 erector spinae
27. 斜方肌 trapezius
28. 主动脉弓 aortic arch

图 3-6　经主-肺动脉窗横断面

Fig. 3-6　Transverse section through aorto-pulmonary window

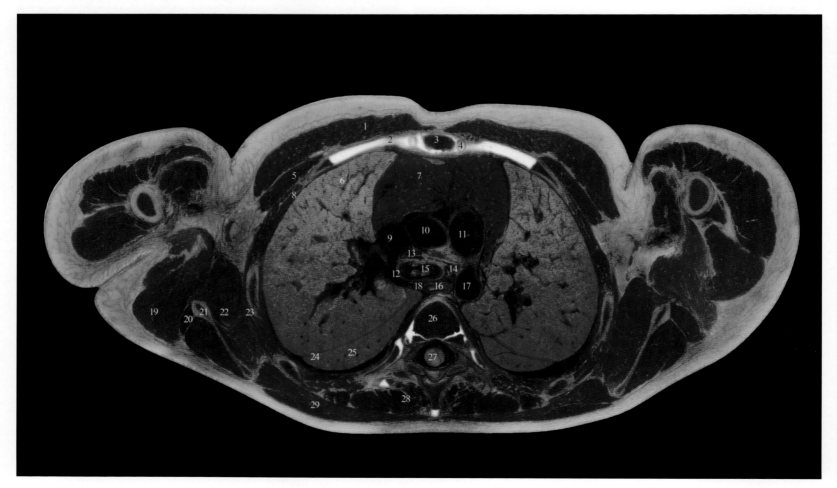

A. 标本

1. 胸大肌 pectoralis major
2. 肋软骨 costal cartilage
3. 胸骨 sternum
4. 胸肋关节 sternocostal joint
5. 胸小肌 pectoralis minor
6. 右肺上叶 superior lobe of right lung
7. 胸腺 thymus
8. 肋间肌 intercostal muscle
9. 上腔静脉 superior vena cava
10. 升主动脉 ascending aorta
11. 肺动脉干 pulmonary trunk
12. 奇静脉弓 arch of azygos vein
13. 右气管支气管淋巴结 right tracheobronchial lymph node
14. 左下支气管旁淋巴结 left inferior paratracheal lymph node
15. 气管杈 bifurcation of trachea
16. 食管 esophagus
17. 胸主动脉 thoracic aorta
18. 奇静脉食管隐窝 azygoesophageal recess
19. 大圆肌 teres major
20. 小圆肌 teres minor
21. 肩胛骨 scapula
22. 肩胛下肌 subscapularis
23. 前锯肌 serratus anterior
24. 右肺斜裂 oblique fissure of right lung
25. 右肺下叶 inferior lobe of right lung
26. 胸椎椎体 thoracic vertebral body
27. 脊髓 spinal cord
28. 竖脊肌 erector spinae
29. 斜方肌 trapezius

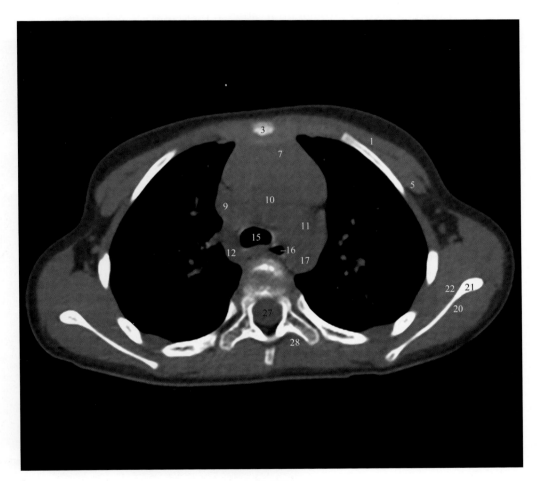

B. CT

图 3-7　经肺动脉杈横断面

Fig. 3-7　Transverse section through bifurcation of pulmonary trunk

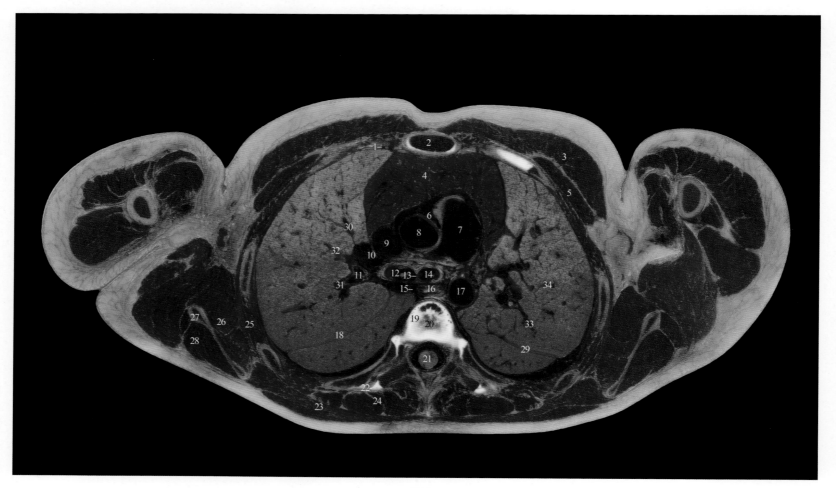

A. 标本

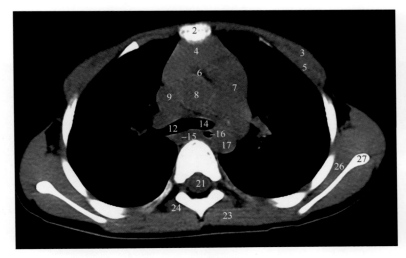

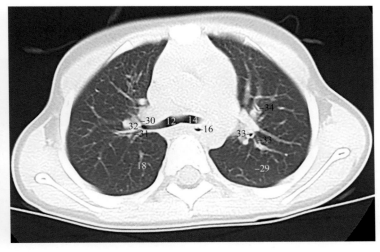

B. CT 纵隔窗　　　　　　　　　　　　　　　**C. CT 肺窗**

1. 胸廓内动脉 internal thoracic artery
2. 胸骨体 body of sternum
3. 胸大肌 pectoralis major
4. 胸腺 thymus
5. 胸小肌 pectoralis minor
6. 心包上隐窝 superior recess of pericardium
7. 肺动脉干 pulmonary trunk
8. 升主动脉 ascending aorta
9. 上腔静脉 superior vena cava
10. 尖段静脉 apical segmental vein
11. 前段支气管 anterior segmental bronchus
12. 右主支气管 right principal bronchus
13. 气管隆嵴 carina of trachea
14. 左主支气管 left principal bronchus

15. 胸导管 thoracic duct
16. 食管 esophagus
17. 胸主动脉 thoracic aorta
18. 右肺斜裂 oblique fissure of right lung
19. 终板软骨 endplate cartilage
20. 胸椎椎间盘 thoracic intervertebral disc
21. 脊髓 spinal cord
22. 横突末端软骨 cartilage at the end of transverse process
23. 斜方肌 trapezius
24. 竖脊肌 erector spinae
25. 肋间外肌 intercostale externi
26. 肩胛下肌 subscapularis
27. 肩胛骨 scapula

28. 冈下肌 infraspinatus
29. 左肺斜裂 oblique fissure of left lung
30. 右肺上叶前段支气管 right superior lobe anterior bronchus
31. 右肺上叶后段支气管 right posterior superior lobe bronchus
32. 右肺上叶尖段支气管 right superior apical bronchus
33. 左肺上叶尖后段支气管 left superior lobe posterior apical bronchus
34. 舌段支气管 lingular bronchus

图 3-8　经主动脉口的横断面

Fig. 3-8　Transverse section through aortic orifice

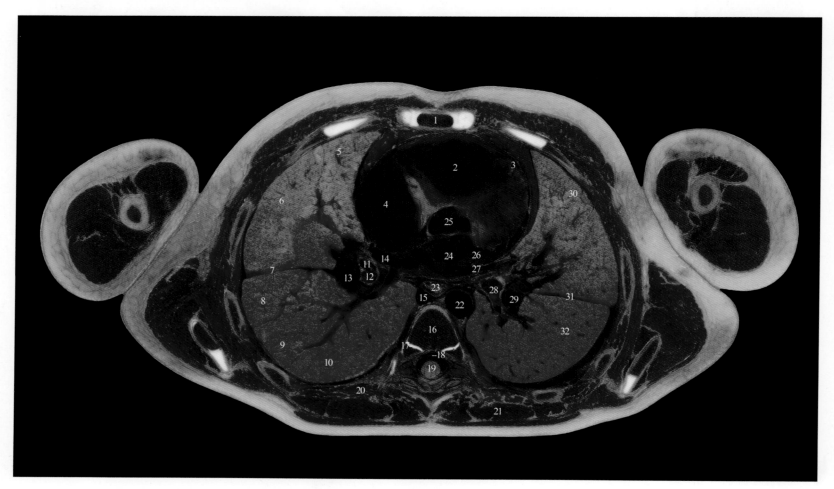

A. 标本

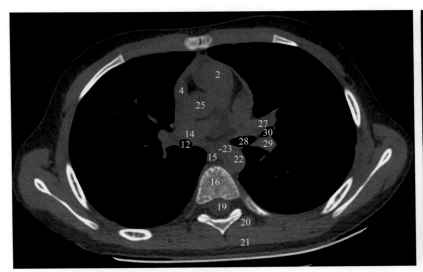

B. CT 纵隔窗

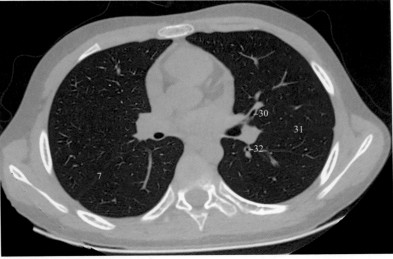

C. CT 肺窗

1. 胸骨体 body of sternum
2. 右心室 right ventricle
3. 前室间支 anterior interventricular branch
4. 右心房 right atrium
5. 内侧段（S_5）medial segment (S_5)
6. 外侧底段（S_4）lateral basal segment (S_4)
7. 右肺斜裂 oblique fissure of right lung
8. 前底段（S_8）anterior basal segment (S_8)
9. 外侧底段（S_9）lateral basal segment (S_9)
10. 后底段（S_{10}）posterior basal segment (S_{10})
11. 右肺中叶支气管 right middle lobar bronchus
12. 右肺下叶支气管 right inferior lobar bronchus

13. 右下肺动脉 right inferior pulmonary artery
14. 右上肺静脉 right superior pulmonary vein
15. 奇静脉 azygos vein
16. 胸椎 thoracic vertebra
17. 胸椎椎体椎弓联合软骨 thoracic vertebral arch combined cartilage
18. 硬脊膜 spinal dura mater
19. 脊髓 spinal cord
20. 竖脊肌 erector spinae
21. 斜方肌 trapezius
22. 胸主动脉 thoracic aorta
23. 食管 esophagus

24. 左心房 left atrium
25. 升主动脉 ascending aorta
26. 左心耳 left auricle
27. 左上肺静脉 left superior pulmonary vein
28. 左肺下叶支气管 left inferior lobar bronchus
29. 左肺下叶动脉 left inferior pulmonary artery
30. 上舌段（S_4）superior lingular segment (S_4)
31. 左肺斜裂 oblique fissure of left lung
32. 左肺下叶上段 superior segment of inferior lobe of left lung

图 3-9　经右房室口下份横断面

Fig. 3-9　Transverse section through inferior right atrioventricular orifice

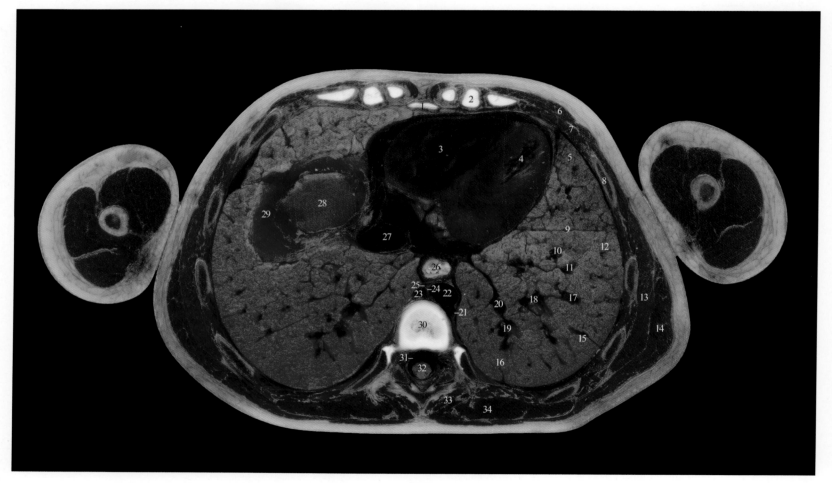

A. 标本

1. 胸骨体 body of sternum
2. 肋软骨 costal cartilage
3. 右心室 right ventricle
4. 左心室 left ventricle
5. 下舌段（S_5）inferior lingular segment (S_5)
6. 腹外斜肌 obliquus externus abdominis
7. 腹横肌 transversus abdominis
8. 肋骨 costal bone
9. 左肺斜裂 oblique fissure of left lung
10. 内侧底段支气管和动脉 medial basal segmental bronchus and artery
11. 内侧底段静脉 medial basal segmental vein
12. 内侧前底段 medioanterior basal segment
13. 前锯肌 serratus anterior
14. 背阔肌 latissimus dorsi
15. 外侧底段（S_9）lateral basal segment (S_9)
16. 后底段（S_{10}）posterior basal segment (S_{10})
17. 外侧底段静脉 lateral basal segmental vein
18. 外侧底段支气管和动脉 lateral basal segmental bronchus and artery
19. 后底段支气管和动脉 posterior basal segmental bronchus and artery
20. 后底段静脉 posterior basal segmental vein
21. 半奇静脉 hemiazygos vein
22. 胸主动脉 thoracic aorta
23. 奇静脉 azygos vein
24. 胸导管 thoracic duct
25. 奇静脉食管隐窝 azygoesophageal recess
26. 食管 esophagus
27. 下腔静脉 inferior vena cava
28. 肝 liver
29. 膈 diaphragm
30. 胸椎椎间盘 thoracic intervertebral disc

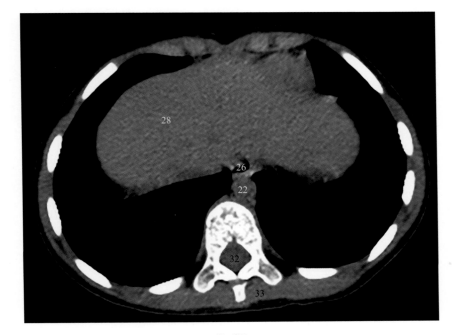

B. CT

31. 硬脊膜 spinal dura mater
32. 脊髓 spinal cord
33. 竖脊肌 erector spinae
34. 斜方肌 trapezius

第四章　腹部连续横断面

Chapter 4　Continuous Transverse Sections of Stomach

图 4-1　经第二肝门横断面

Fig. 4-1　Transverse section through secondary porta of liver

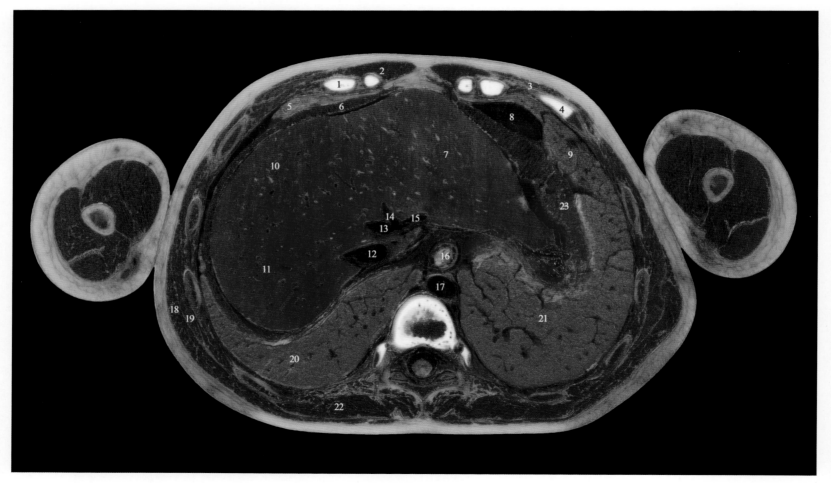

A. 标本

1. 第 7 肋软骨 the 7th costal cartilage

2. 腹直肌 rectus abdominis

3. 腹外斜肌 obliquus externus abdominis

4. 第 8 肋软骨 the 8th costal cartilage

5. 右肺中叶 middle lobe of right lung

6. 右肝上间隙 right suprahepatic space

7. 肝左叶 left lobe of liver

8. 左心室 left ventricle

9. 左肺上叶 superior lobe of left lung

10. 右前叶 right anterior lobe

11. 右后叶 right posterior lobe

12. 下腔静脉 inferior vena cava

13. 肝右静脉 right hepatic vein

14. 肝中静脉 intermediate hepatic vein

15. 肝左静脉 left hepatic vein

16. 食管 esophagus

17. 胸主动脉 thoracic aorta

18. 背阔肌 latissimus dorsi

19. 前锯肌 serratus anterior

20. 右肺下叶 inferior lobe of right lung

21. 左肺下叶 inferior lobe of left lung

22. 竖脊肌 erector spinae

23. 胃 stomach

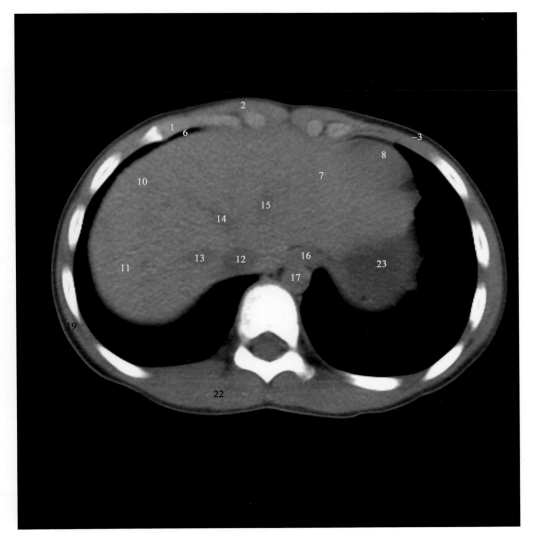

B. CT

图 4-2 经食管裂孔横断面

Fig. 4-2 Transverse section through esophageal hiatus

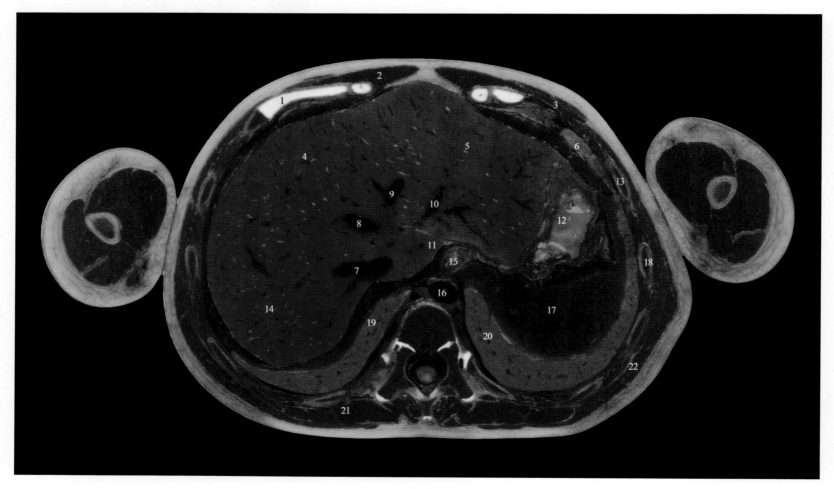

A. 标本

1. 第 7 肋软骨 the 7th costal cartilage
2. 腹直肌 rectus abdominis
3. 腹外斜肌 obliquus externus abdominis
4. 右前叶 right anterior lobe
5. 左内叶 left medial lobe
6. 左肺上叶 superior lobe of left lung
7. 下腔静脉 inferior vena cava
8. 肝右静脉 right hepatic vein
9. 肝中静脉 intermediate hepatic vein
10. 肝左静脉 left hepatic vein
11. 肝尾状叶 hepatic caudate lobe
12. 胃底 fundus of stomach
13. 第 8 肋骨 the 8th rib
14. 右后叶 right posterior lobe
15. 食管裂孔 esophageal hiatus
16. 胸主动脉 thoracic aorta
17. 脾 spleen
18. 第 9 肋骨 the 9th rib
19. 右肺下叶 inferior lobe of right lung
20. 左肺下叶 inferior lobe of left lung
21. 竖脊肌 erector spinae
22. 背阔肌 latissimus dorsi

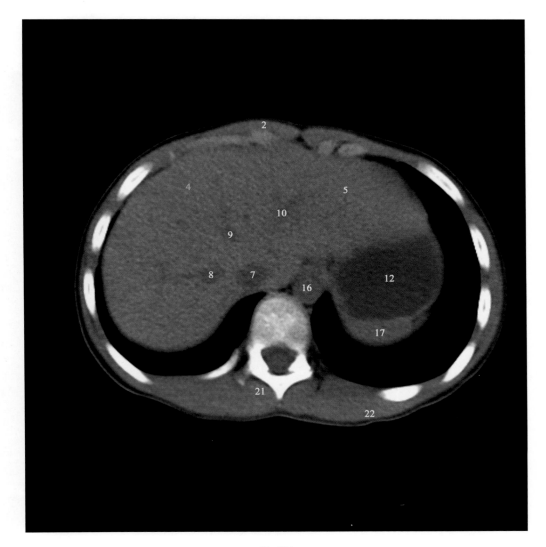

B. CT

图 4-3 经贲门层面横断面

Fig. 4-3 Transverse section through cardia

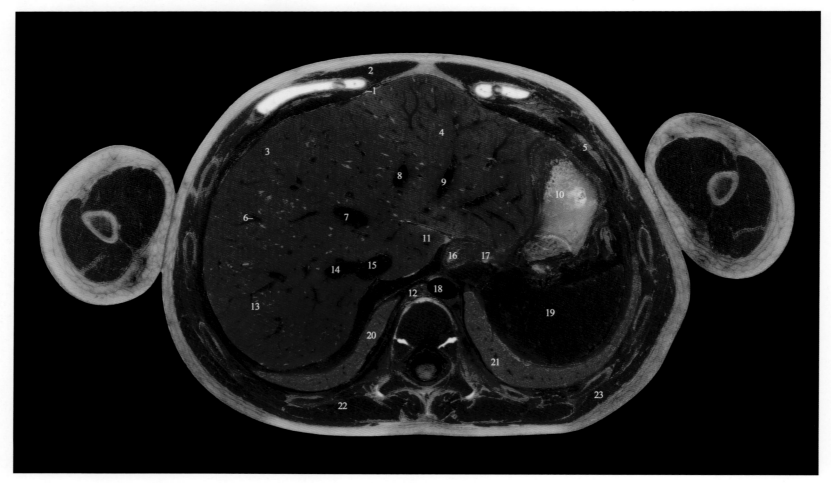

A. 标本

1. 镰状韧带 falciform ligament of liver
2. 腹直肌 rectus abdominis
3. 右前叶 right anterior lobe
4. 左内叶 left medial lobe
5. 左肺上叶 superior lobe of left lung
6. 门静脉右前上支 right anterosuperior branch of hepatic portal vein
7. 肝中静脉 intermediate hepatic vein
8. 左内叶静脉 left medial lobe vein
9. 左外叶静脉 left lateral lobe vein
10. 胃体 body of stomach
11. 肝尾状叶 hepatic caudate lobe
12. 奇静脉 azygos vein
13. 右后叶 right posterior lobe
14. 肝右静脉 right hepatic vein
15. 下腔静脉 inferior vena cava
16. 食管 esophagus
17. 贲门 cardia
18. 腹主动脉 abdominal aorta
19. 脾 spleen
20. 右肺下叶 inferior lobe of right lung
21. 左肺下叶 inferior lobe of left lung
22. 竖脊肌 erector spinae
23. 背阔肌 latissimus dorsi

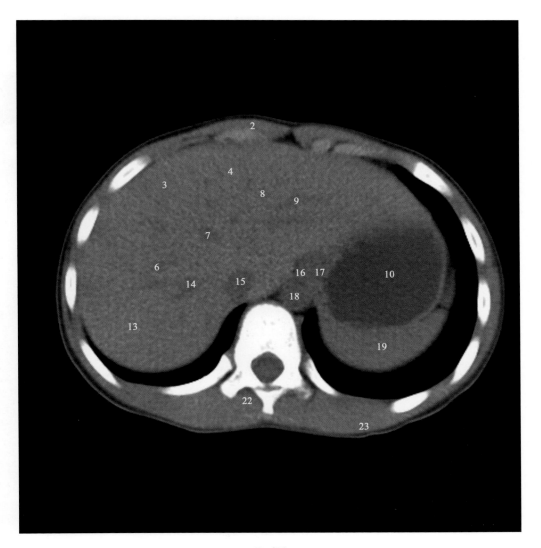

B. CT

图 4-4　经肝门静脉左支矢状部层面横断面

Fig. 4-4　Transverse section through sagittal part of left branch of hepatic portal vein

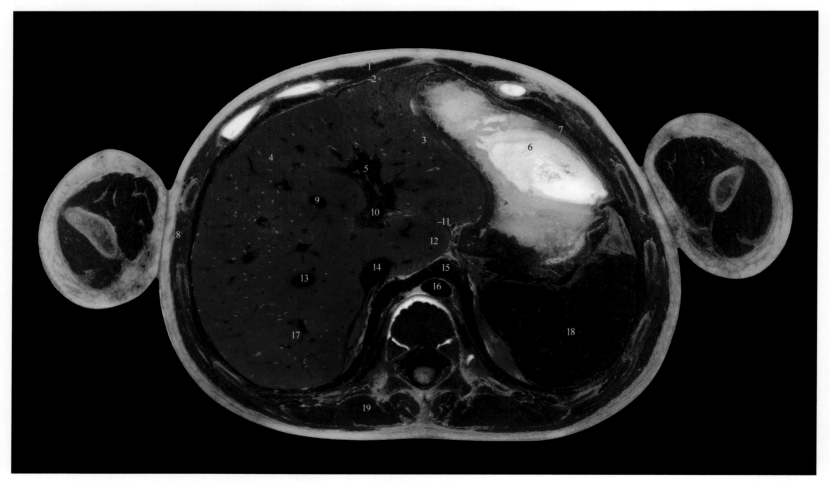

A. 标本

1. 腹直肌 rectus abdominis
2. 镰状韧带 falciform ligament of liver
3. 左内叶 left medial lobe
4. 右前叶 right anterior lobe
5. 肝门静脉左支矢状部 sagittal part of left branch of hepatic portal vein
6. 胃体 body of stomach
7. 胃壁 wall of stomach
8. 肋间肌 intercostal muscle
9. 肝中静脉 intermediate hepatic vein
10. 肝门静脉右支 right branch of hepatic portal vein
11. 肝门静脉韧带裂 rupture of hepatic portal ligament
12. 肝尾状叶 hepatic caudate lobe
13. 肝右静脉 right hepatic vein
14. 下腔静脉 inferior vena cava
15. 膈 diaphragm
16. 胸主动脉 thoracic aorta
17. 右后叶 right posterior lobe
18. 脾 spleen
19. 竖脊肌 erector spinae

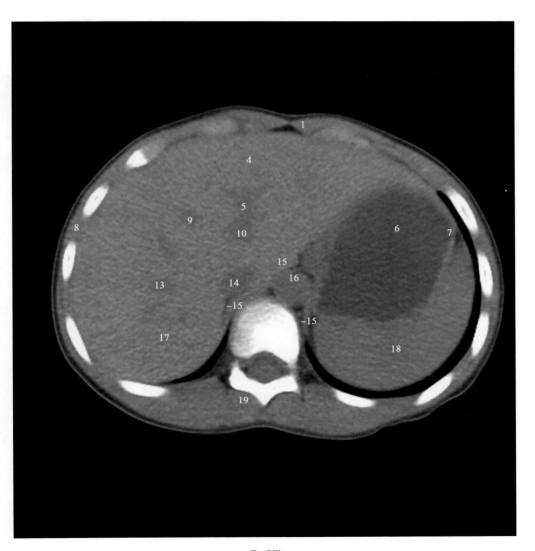

B. CT

图 4-5 经肝门横断面

Fig. 4-5 **Transverse section through porta hepatis**

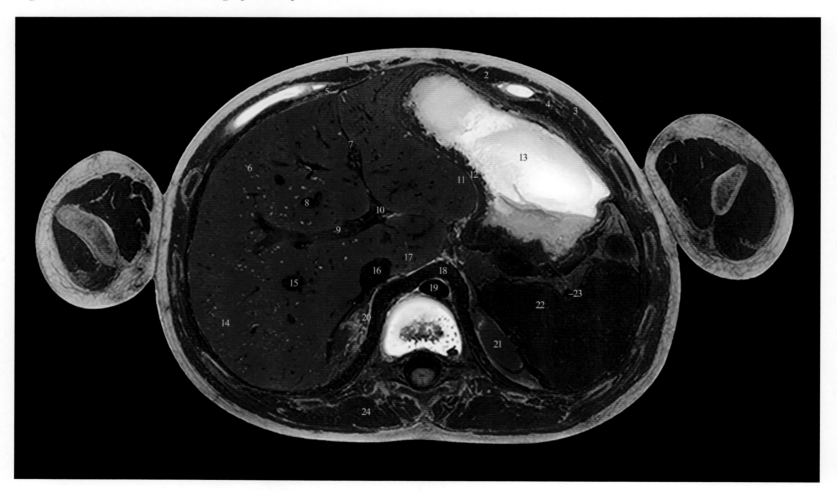

A. 标本

1. 皮下脂肪 subcutaneous fat
2. 腹直肌 rectus abdominis
3. 腹肌 abdominal muscle
4. 肋间肌 intercostal muscle
5. 肝圆韧带 ligamentum teres hepatis
6. 右前叶 right anterior lobe
7. 肝圆韧带裂 fissure for ligamentum teres hepatis
8. 肝中静脉 intermediate hepatic vein
9. 肝门静脉右支 right branch of hepatic portal vein
10. 肝门静脉左支横部 transverse part of left branch of
    hepatic portal vein
11. 左外叶 left lateral lobe
12. 胃壁 wall of stomach
13. 胃体 body of stomach
14. 右后叶 right posterior lobe
15. 肝右静脉 right hepatic vein
16. 下腔静脉 inferior vena cava
17. 肝尾状叶 hepatic caudate lobe
18. 膈 diaphragm
19. 胸主动脉 thoracic aorta
20. 肾上腺 suprarenal gland
21. 左肾 left kidney
22. 脾 spleen
23. 脾动静脉 splenic arteriovenous
24. 竖脊肌 erector spinae

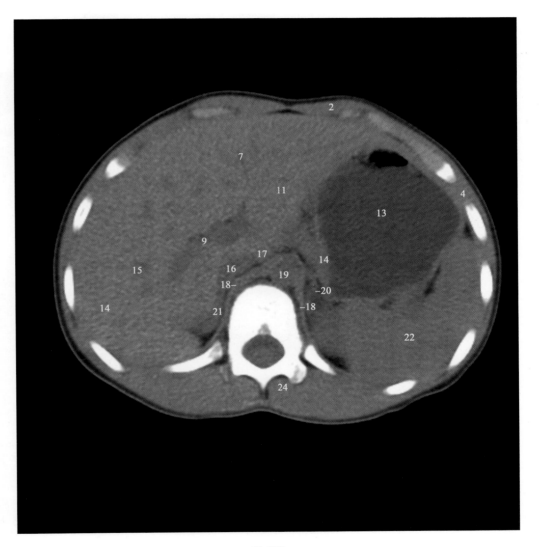

B. CT

图 4-6　经腹腔干横断面

Fig. 4-6　Transverse section through celiac trunk

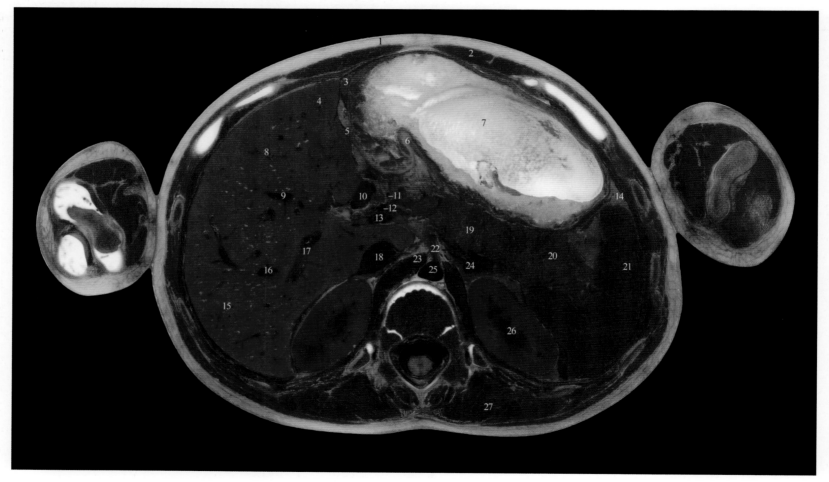

A. 标本

1. 皮下脂肪 subcutaneous fat
2. 腹直肌 rectus abdominis
3. 左外叶 left lateral lobe
4. 左内叶 left medial lobe
5. 肝圆韧带 ligamentum teres hepatis
6. 胃角 gastric angle
7. 胃体　body of stomach
8. 肝门静脉右前上支 right anterior superior branch of hepatic portal vein
9. 肝中静脉 intermediate hepatic vein
10. 胆囊 gallbladder
11. 肝固有动脉 proper hepatic artery
12. 肝总管 common hepatic duct
13. 肝门静脉 hepatic portal vein
14. 胃脾韧带 gastrosplenic ligament
15. 右后叶 right posterior lobe
16. 肝右静脉 right hepatic vein
17. 肝门静脉右后下支 right posteroinferior branch of hepatic portal vein
18. 下腔静脉 inferior vena cava
19. 胰腺体部 body of pancreas
20. 胰腺尾部 tail of pancreas
21. 脾 spleen
22. 腹腔干 celiac trunk
23. 膈脚 crura of diaphragm
24. 脾动静脉 splenic arteriovenous
25. 腹主动脉 abdominal aorta
26. 左肾 left kidney
27. 竖脊肌 erector spinae

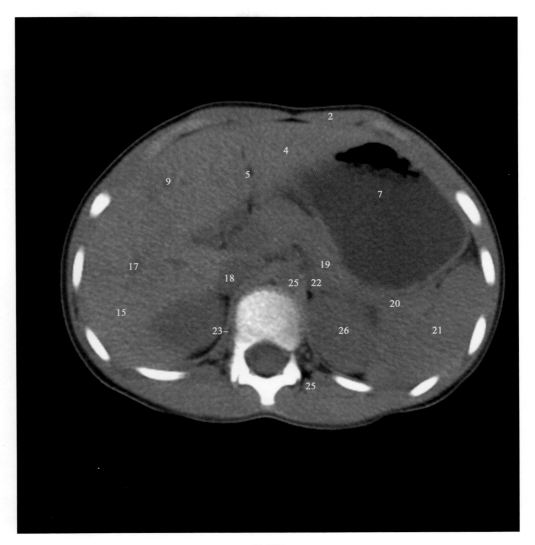

B. CT

图 4-7　经肝门静脉汇合处横断面

Fig. 4-7　Transverse section through confluence of hepatic portal vein

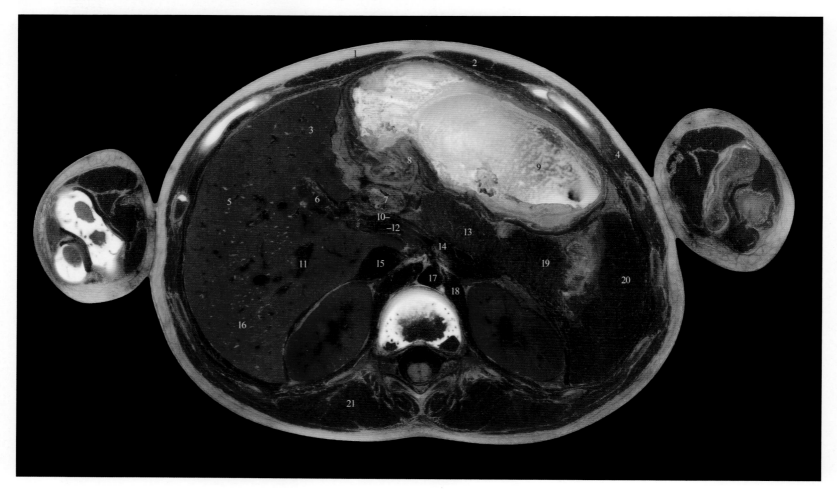

A. 标本

1. 皮下脂肪 subcutaneous fat
2. 腹直肌 rectus abdominis
3. 左内叶 left medial lobe
4. 腹外斜肌 obliquus externus abdominis
5. 右前叶 right anterior lobe
6. 胆囊 gallbladder
7. 十二指肠上部 superior part of duodenum
8. 胃角 gastric angle
9. 胃体 body of stomach
10. 胆囊管 cystic duct
11. 肝门静脉右后下支 right posteroinferior branch of
    hepatic portal vein
12. 肝门静脉 hepatic portal vein
13. 胰腺体部 body of pancreas
14. 脾动静脉 splenic arteriovenous
15. 下腔静脉 inferior vena cava
16. 右后叶 right posterior lobe
17. 腹主动脉 abdominal aorta
18. 膈脚 crura of diaphragm
19. 胰腺尾部 tail of pancreas
20. 脾 spleen
21. 竖脊肌 erector spinae

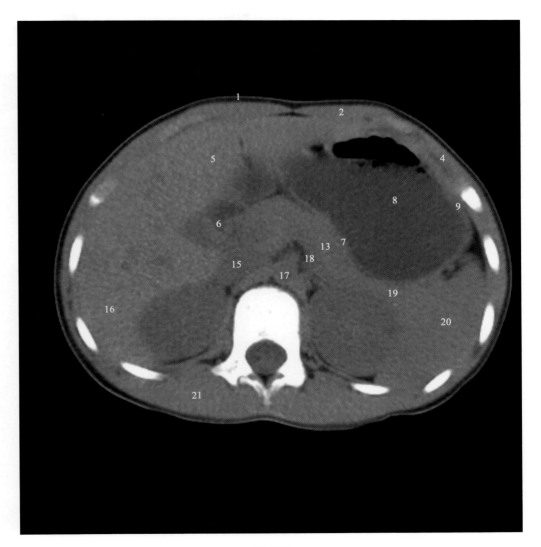

B. CT

图 4-8 经幽门及肠系膜上动脉横断面
Fig. 4-8 Transverse section through pylorus and superior mesenteric artery

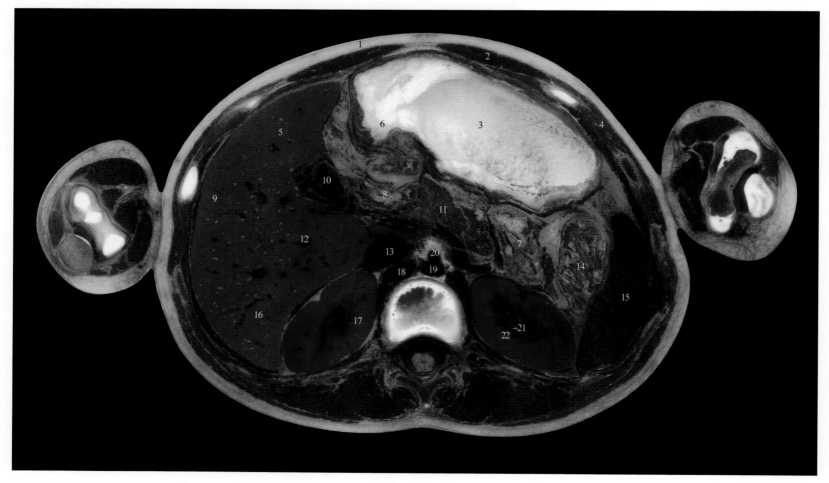

A. 标本

1. 皮下脂肪 subcutaneous fat
2. 腹直肌 rectus abdominis
3. 胃体 body of stomach
4. 腹外斜肌 obliquus externus abdominis
5. 左内叶 left medial lobe
6. 幽门 pylorus
7. 横结肠 transverse colon
8. 十二指肠球部 duodenal ampulla
9. 右前叶 right anterior lobe
10. 胆囊 gallbladder
11. 胰体 body of pancreas
12. 肝门静脉右后下支 right posteroinferior branch of hepatic portal vein
13. 下腔静脉 inferior vena cava
14. 结肠左曲 left colic flexure
15. 脾 spleen
16. 右后叶 right posterior lobe
17. 右肾 right kidney
18. 膈脚 crura of diaphragm
19. 腹主动脉 abdominal aorta
20. 肠系膜上动脉 superior mesenteric artery
21. 肾乳头 renal papilla
22. 肾锥体 renal pyramid

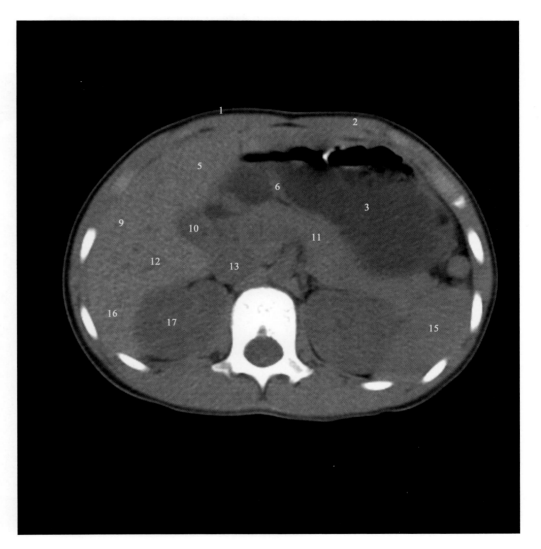

B. CT

图 4-9 经肾门中份横断面
Fig. 4-9 Transverse section through middle renal hilum

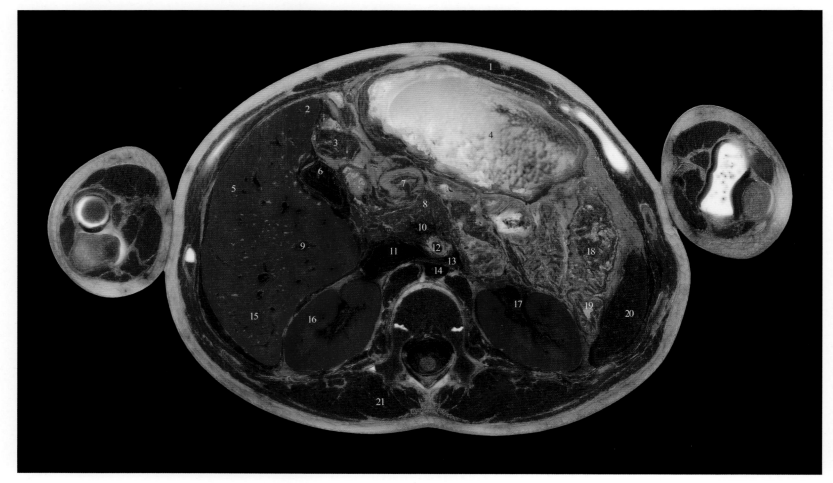

A. 标本

1. 腹直肌 rectus abdominis
2. 左内叶 left medial lobe
3. 升结肠 ascending colon
4. 胃体 body of stomach
5. 右前叶 right anterior lobe
6. 胆囊 gallbladder
7. 十二指肠降部 descending part of duodenum
8. 胰头 head of pancreas
9. 肝门静脉右后下支 right posteroinferior branch of
   hepatic portal vein
10. 肠系膜上静脉 superior mesenteric vein
11. 下腔静脉 inferior vena cava
12. 肠系膜上动脉 superior mesenteric artery
13. 左肾静脉 left renal vein
14. 腹主动脉 abdominal aorta
15. 右后叶 right posterior lobe
16. 右肾 right kidney
17. 肾门 renal hilum
18. 结肠左曲 left colic flexure
19. 空肠 jejunum
20. 脾 spleen
21. 竖脊肌 erector spinae

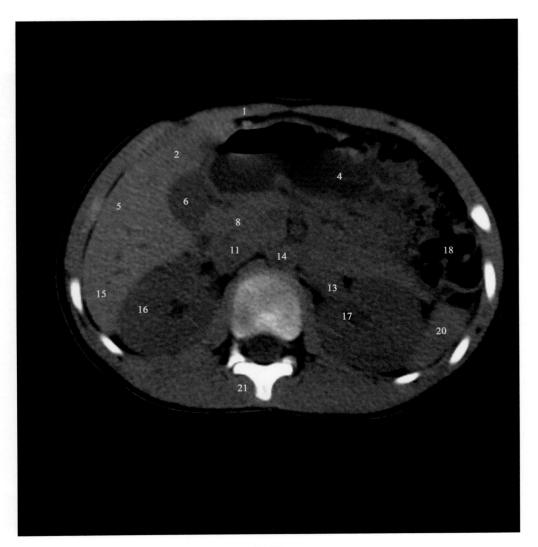

B. CT

图 4-10　经肾门下份横断面

Fig. 4-10　Transverse section through the inferior renal hilum

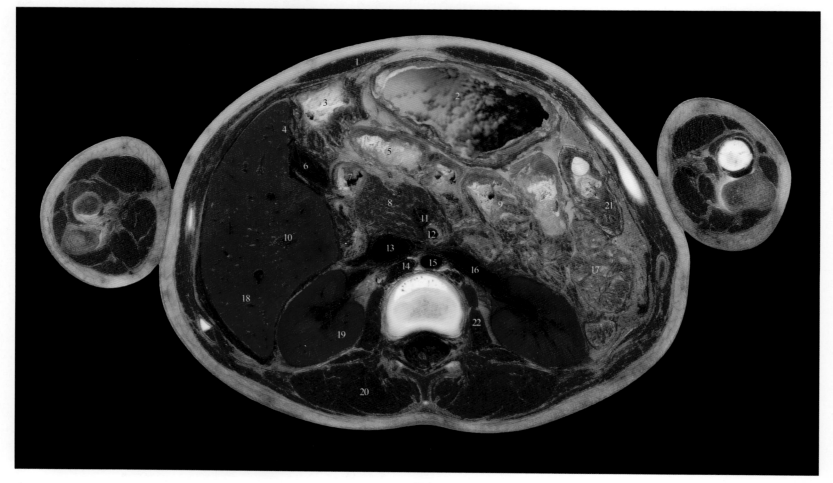

A. 标本

1. 腹直肌 rectus abdominis
2. 胃体 body of stomach
3. 幽门管 pyloric canal
4. 左内叶 left medial lobe
5. 小肠 small intestine
6. 胆囊 gallbladder
7. 十二指肠降部 descending part of duodenum
8. 胰头 head of pancreas
9. 空肠 jejunum
10. 肝门静脉右后下支 right posteroinferior branch of
    hepatic portal vein
11. 肠系膜上动脉 superior mesenteric artery
12. 肠系膜上静脉 superior mesenteric vein
13. 下腔静脉 inferior vena cava
14. 膈脚 crura of diaphragm
15. 腹主动脉 abdominal aorta
16. 左肾静脉 left renal vein
17. 降结肠 descending colon
18. 右后叶 right posterior lobe
19. 右肾 right kidney
20. 竖脊肌 erector spinae
21. 横结肠 transverse colon
22. 腰大肌 psoas major

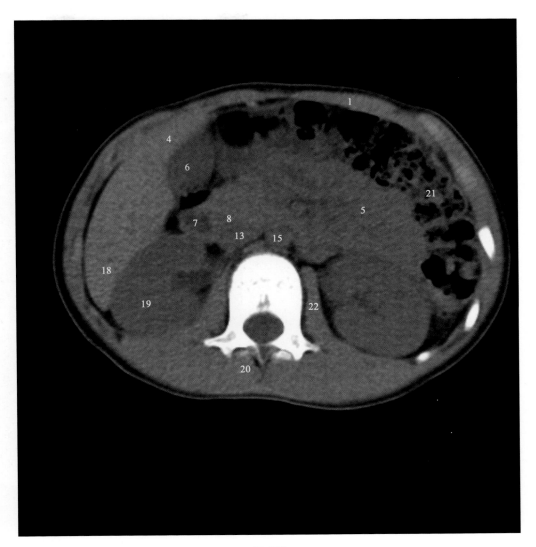

B. CT

图 4-11 经胰腺钩突部横断面

Fig. 4-11 Transverse section through uncinate process of the pancreas

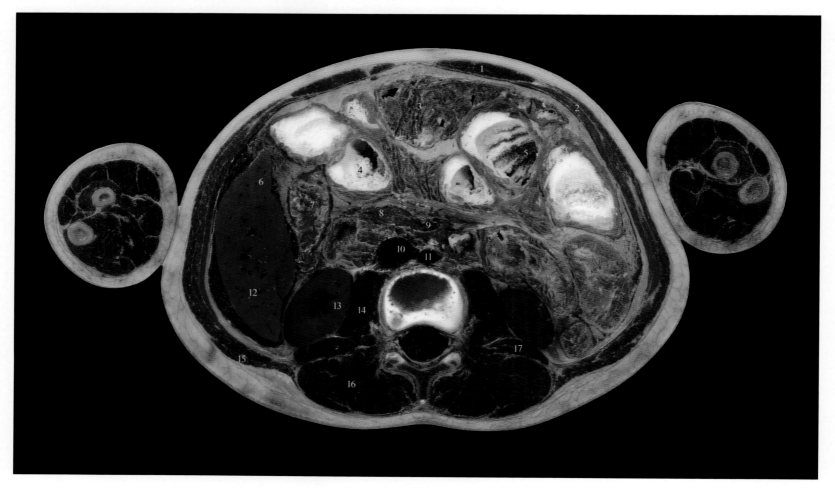

A. 标本

1. 腹直肌 rectus abdominis
2. 腹外斜肌 obliquus externus abdominis
3. 横结肠 transverse colon
4. 空肠 jejunum
5. 胃体 body of stomach
6. 右前叶 right anterior lobe
7. 升结肠 ascending colon
8. 胰腺钩突部 uncinate process of the pancreas
9. 肠系膜上动、静脉 superior mesenteric arteries and veins
10. 下腔静脉 inferior vena cava
11. 腹主动脉 abdominal aorta
12. 右后叶 right posterior lobe
13. 右肾 right kidney
14. 腰大肌 psoas major
15. 背阔肌 latissimus dorsi
16. 竖脊肌 erector spinae
17. 腰方肌 quadratus lumborum

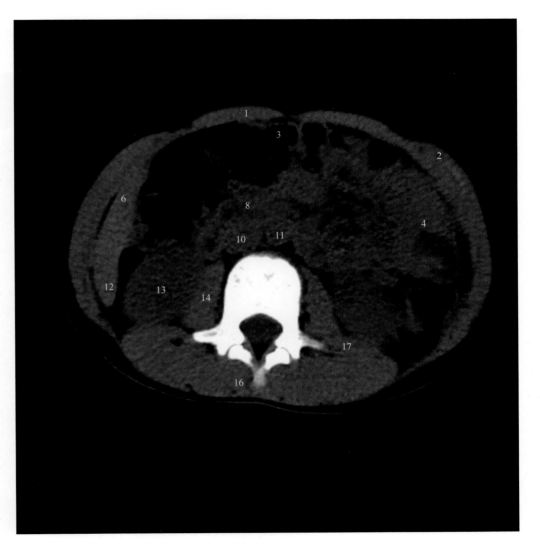

B. CT

图 4-12 经左肾下级横断面
Fig. 4-12 Transverse section through the inferior left kidney

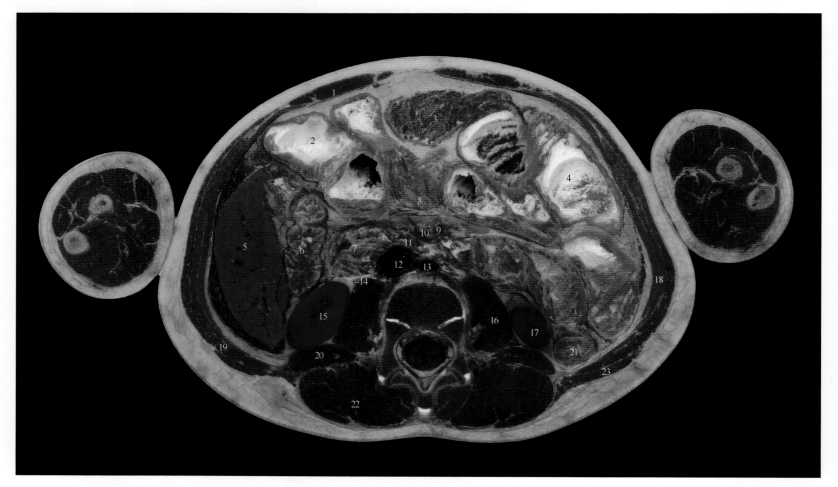

A. 标本

1. 腹直肌 rectus abdominis
2. 横结肠 transverse colon
3. 胃体 body of stomach
4. 空肠 jejunum
5. 肝右叶 right lobe of liver
6. 升结肠 ascending colon
7. 十二指肠降部 descending part of duodenum
8. 肠系膜根 radix of mesentery
9. 肠系膜上动脉 superior mesenteric artery
10. 肠系膜上静脉 superior mesenteric vein
11. 十二指肠水平部 horizontal part of duodenum
12. 下腔静脉 inferior vena cava
13. 腹主动脉 abdominal aorta
14. 输尿管 ureter
15. 右肾 right kidney
16. 腰大肌 psoas major
17. 左肾 left kidney
18. 腹横肌 transversus abdominis
19. 腹内斜肌 obliquus internus abdominis
20. 腰方肌 quadratus lumborum
21. 降结肠 descending colon
22. 竖脊肌 erector spinae
23. 腹外斜肌 obliquus externus abdominis

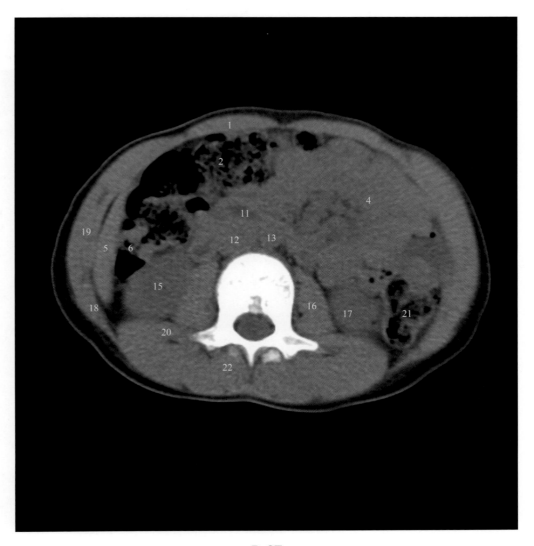

B. CT

图 4-13 经腹主动脉分叉处横断面
Fig. 4-13 Transverse section through bifurcation of the abdominal aorta

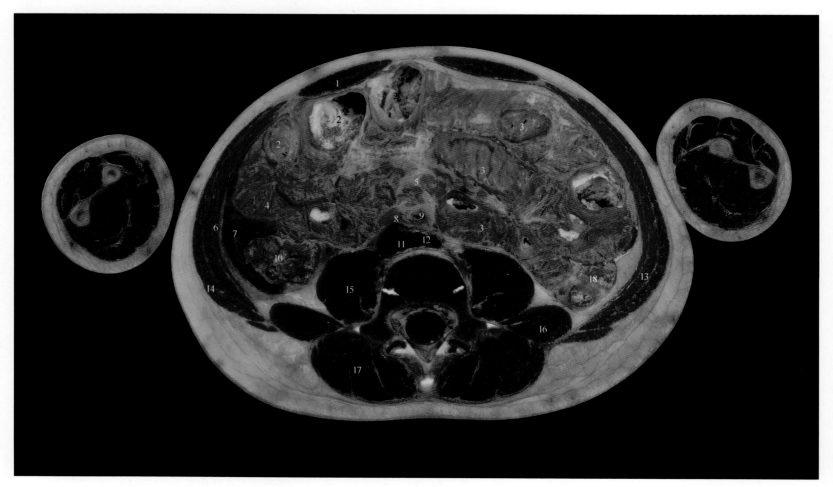

A. 标本

1. 腹直肌 rectus abdominis
2. 横结肠 transverse colon
3. 空肠 jejunum
4. 回肠 ileum
5. 肠系膜 mesentery
6. 腹横肌 transversus abdominis
7. 右结肠旁沟 right paracolic sulcus
8. 肠系膜上静脉 superior mesenteric vein
9. 肠系膜上动脉 superior mesenteric artery
10. 升结肠 ascending colon
11. 下腔静脉 inferior vena cava
12. 腹主动脉 abdominal aorta
13. 腹内斜肌 obliquus internus abdominis
14. 腹外斜肌 obliquus externus abdominis
15. 腰大肌 psoas major
16. 腰方肌 quadratus lumborum
17. 竖脊肌 erector spinae
18. 降结肠 descending colon

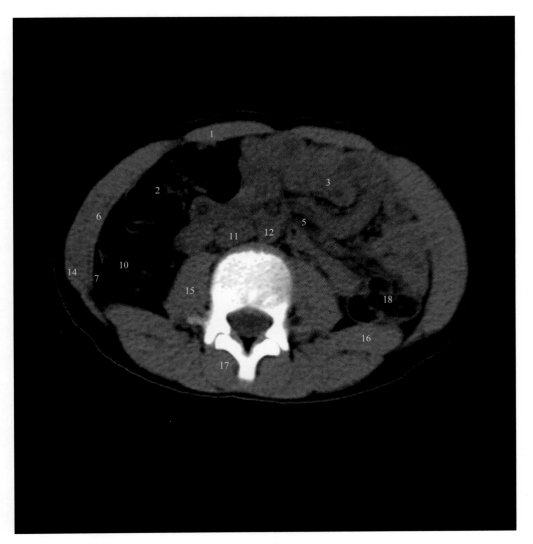

B. CT

图 4-14   经脐横断面

Fig. 4-14   **Transverse section through umbilicus**

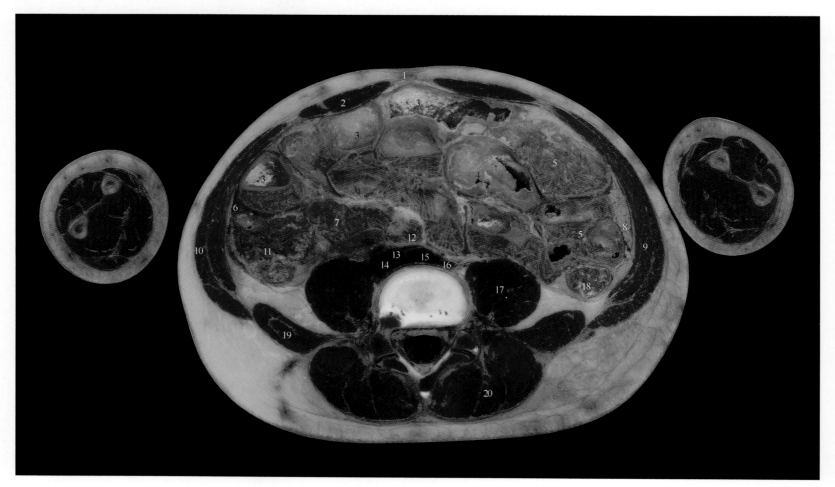

A. 标本

1. 脐 umbilicus
2. 腹直肌 rectus abdominis
3. 横结肠 transverse colon
4. 空肠 jejunum
5. 乙状结肠 sigmoid colon
6. 右结肠旁沟 right paracolic sulcus
7. 回肠 ileum
8. 大网膜 greater omentum
9. 腹内斜肌 obliquus internus abdominis
10. 腹外斜肌 obliquus externus abdominis
11. 升结肠 ascending colon
12. 肠系膜上动脉 superior mesenteric artery
13. 右髂总动脉 right common iliac artery
14. 右髂总静脉 right common iliac vein
15. 左髂总静脉 left common iliac vein
16. 左髂总动脉 left common iliac artery
17. 腰大肌 psoas major
18. 降结肠 descending colon
19. 腰方肌 quadratus lumborum
20. 竖脊肌 erector spinae

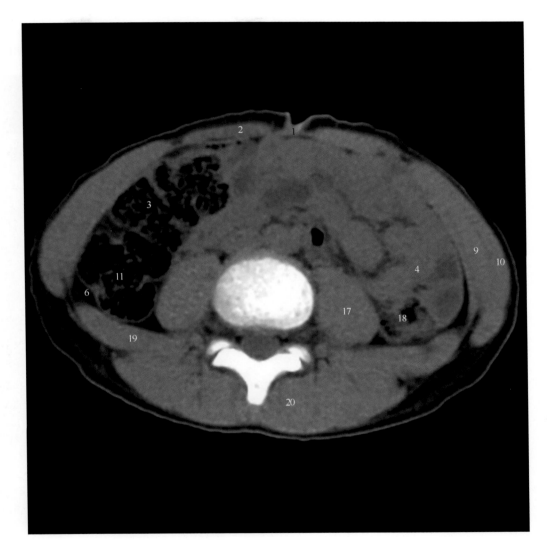

B. CT

图 4-15　经左右髂总静脉汇合下腔静脉横断面

Fig. 4-15　Transverse section through the left and right common iliac veins merge with the inferior vena cava

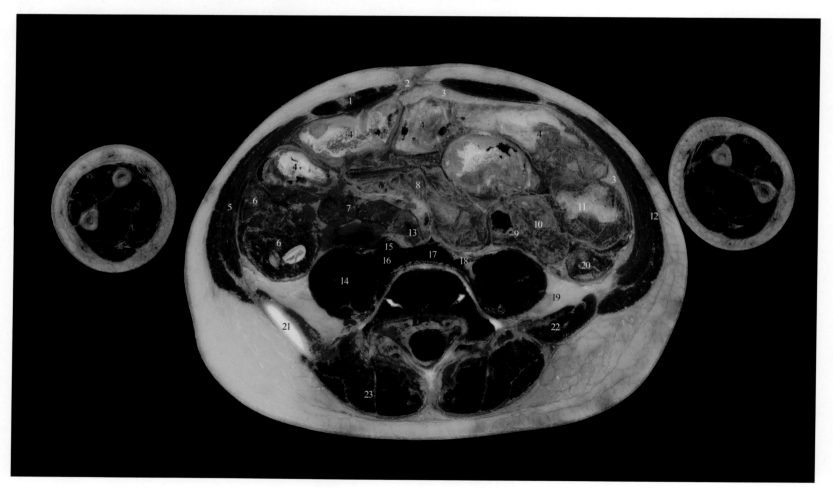

A. 标本

1. 腹直肌 rectus abdominis
2. 肝圆韧带 ligamentum teres hepatis
3. 大网膜 greater omentum
4. 空肠 jejunum
5. 腹内斜肌 obliquus internus abdominis
6. 盲肠 cecum
7. 回肠 ileum
8. 肠系膜 mesentery
9. 肠系膜下动、静脉 inferior mesenteric arteries and veins
10. 乙状结肠系膜 sigmoid mesocolon
11. 乙状结肠 sigmoid colon
12. 腹外斜肌 obliquus externus abdominis
13. 回结肠动、静脉 ileocolonic arteries and veins
14. 腰大肌 psoas major
15. 右髂总动脉 right common iliac artery
16. 右髂总静脉 right common iliac vein
17. 左髂总静脉 left common iliac vein
18. 左髂总动脉 left common iliac artery
19. 腹膜外脂肪 extraperitoneal fat
20. 降结肠 descending colon
21. 髂骨翼 ala of ilium
22. 腰方肌 quadratus lumborum
23. 竖脊肌 erector spinae

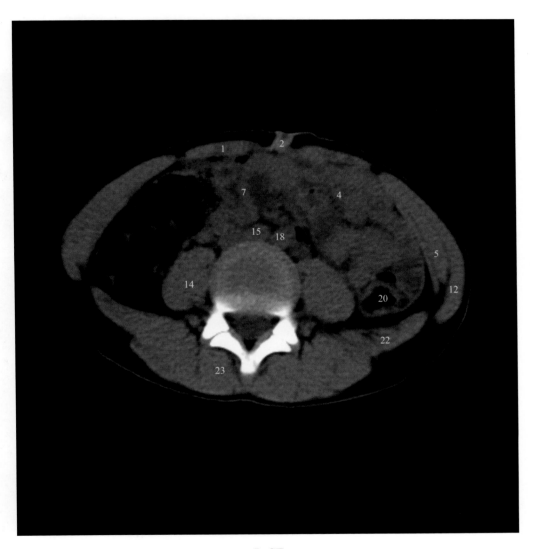

B. CT

图 4-16 经髂骨翼上份横断面

Fig. 4-16 Transverse section through superior ala of ilium

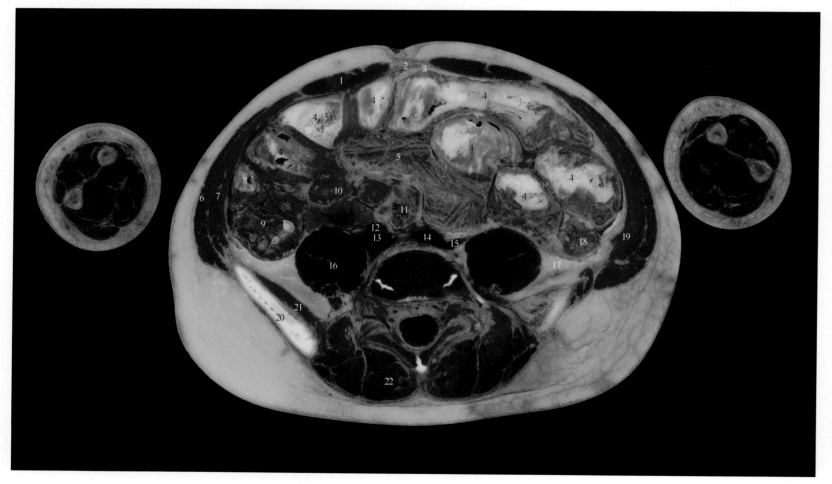

A. 标本

1. 腹直肌 rectus abdominis
2. 肝圆韧带 ligamentum teres hepatis
3. 大网膜 greater omentum
4. 空肠 jejunum
5. 肠系膜 mesentery
6. 腹外斜肌 obliquus externus abdominis
7. 腹内斜肌 obliquus internus abdominis
8. 盲肠 cecum
9. 升结肠 ascending colon
10. 回肠 ileum
11. 回结肠动、静脉 ileocolonic arteries and veins
12. 右髂总动脉 right common iliac artery
13. 右髂总静脉 right common iliac vein
14. 左髂总静脉 left common iliac vein
15. 左髂总动脉 left common iliac artery
16. 腰大肌 psoas major
17. 腹膜外脂肪 extraperitoneal fat
18. 降结肠 descending colon
19. 腹横肌 transversus abdominis
20. 髂骨翼 ala of ilium
21. 腰方肌 quadratus lumborum
22. 竖脊肌 erector spinae

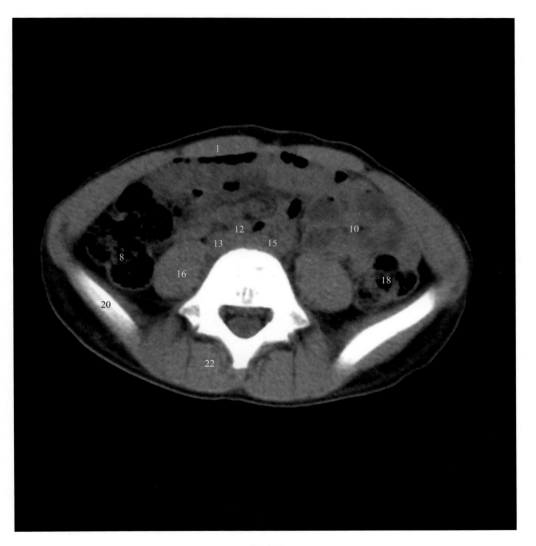

B. CT

第五章　盆及会阴连续横断面

Chapter 5　Continuous Transverse Sections of Pelvic and Perineum

图 5-1 经耻骨联合中份横断面

Fig. 5-1 **Transverse section through median pubic symphysis**

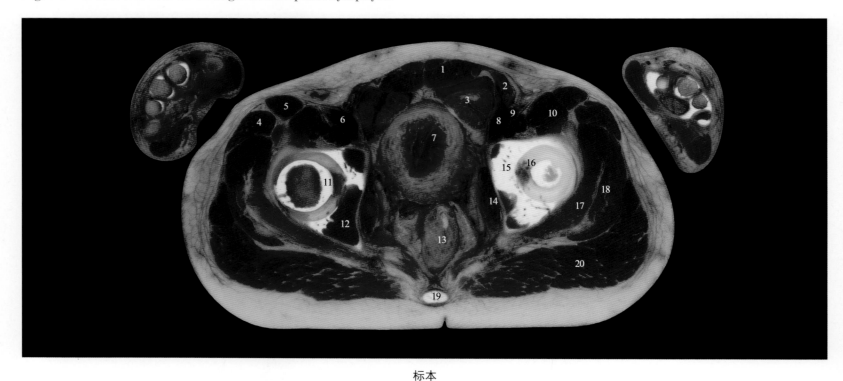

标本

1. 腹直肌 rectus abdominis
2. 耻骨肌 pectineus
3. 小肠 small intestine
4. 阔筋膜张肌 tensor fasciae latae
5. 股直肌 rectus femoris
6. 髂总动脉 common iliac artery

7. 膀胱 urinary bladder
8. 髂内动脉 internal iliac artery
9. 髂外动脉 external iliac externa
10. 髂腰肌 iliopsoas
11. 股骨头骨骺软骨 epiphyseal cartilage of femoral head

12. 髂骨 ilium
13. 直肠 rectum
14. 闭孔内肌 obturator internus
15. 髋臼软骨 acetabular cartilage
16. 股骨头 femoral head
17. 股外侧肌 vastus lateralis

18. 臀中肌 gluteus medius
19. 第 5 骶椎间盘 the 5th sacral disc
20. 臀大肌 gluteus maximus

图 5-2　经耻骨联合上份横断面

Fig. 5-2　**Transverse section through superior pubic symphysis**

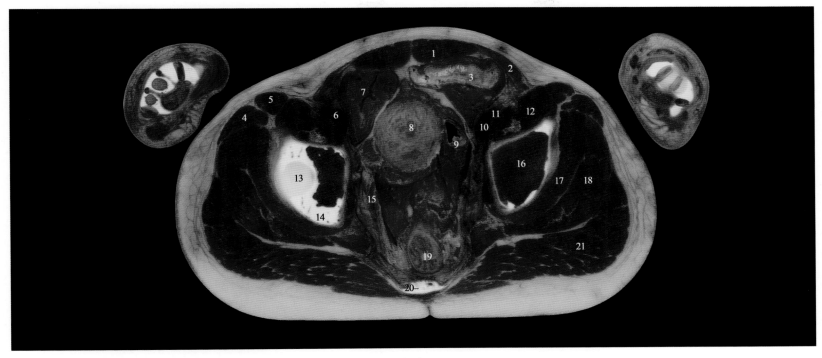

标本

1. 腹直肌 rectus abdominis
2. 耻骨肌 pectineus
3. 小肠 small intestine
4. 阔筋膜张肌 tensor fasciae latae
5. 股直肌 rectus femoris
6. 髂总动脉 common iliac artery

7. 回肠 ileum
8. 膀胱 urinary bladder
9. 乙状结肠 sigmoid colon
10. 左侧髂内动脉 left internal iliac artery
11. 左侧髂外动脉 left external iliac

artery
12. 髂腰肌 iliopsoas
13. 股骨头 femoral head
14. 髋臼软骨 acetabular cartilage
15. 闭孔内肌 obturator internus
16. 髂骨 ilium

17. 股外侧肌 vastus lateralis muscle
18. 臀中肌 gluteus medius
19. 直肠 rectum
20. 骶尾间联合软骨 sacrococcygeal joint cartilage
21. 臀大肌 gluteus maximus

图 5-3 经耻骨联合下份横断面
Fig. 5-3 Transverse section through inferior pubic symphysis

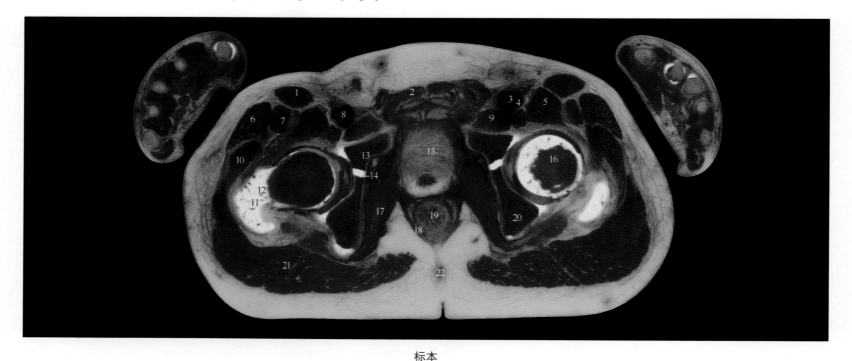

标本

1. 缝匠肌 sartorius
2. 腹直肌 rectus abdominis
3. 左侧髂内动脉 left internal iliac artery
4. 左侧髂外动脉 left external iliac artery
5. 髂腰肌 iliopsoas
6. 阔筋膜张肌 tensor fasciae latae
7. 股直肌 rectus femoris
8. 股静脉 femoral vein
9. 耻骨肌 pectineus
10. 臀中肌 gluteus medius
11. 大转子软骨 greater trochanter cartilage
12. 股骨颈 neck of femur
13. 耻骨体 body of pubis
14. Y 形软骨（耻骨坐骨之间）Y-shaped cartilage (between pubis and ischium)
15. 膀胱 urinary bladder
16. 股骨头 femoral head
17. 闭孔内肌 obturator internus
18. 肛提肌 levator ani muscle
19. 直肠 rectum
20. 坐骨体 body of ischium
21. 臀大肌 gluteus maximus
22. 尾骨 coccyx

图 5-4　经耻骨下支和坐骨结节横断面

Fig. 5-4　**Transverse section through inferior ramus of pubis and ischial tuberosity**

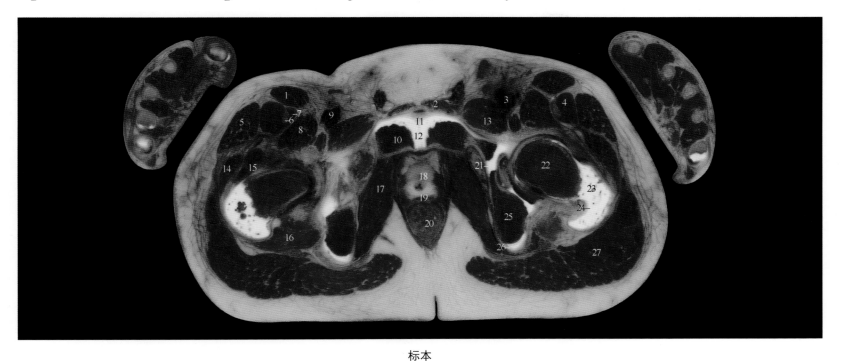

标本

1. 缝匠肌 sartorius
2. 锥状肌 pyramidalis
3. 左侧髂外动脉 left external iliac artery
4. 股直肌 rectus femoris
5. 阔筋膜张肌 tensor fasciae latae
6. 股神经 femoral nerve
7. 股动脉 femoral artery

8. 髂腰肌 iliopsoas
9. 股静脉 femoral vein
10. 耻骨上支 superior ramus of pubis
11. 耻骨联合 pubic symphysis
12. 耻骨间盘 interpubic disc
13. 耻骨肌 pectineus
14. 股外侧肌 vastus lateralis
15. 臀小肌 gluteus minimus

16. 股方肌 quadratus femoris
17. 闭孔内肌 obturator internus
18. 膀胱 urinary bladder
19. 直肠膀胱陷凹 rectovesical pouch
20. 直肠 rectum
21. Y 形软骨（耻骨坐骨之间）
　　Y-shaped cartilage (between pubis and ischium)

22. 股骨头 femoral head
23. 股骨颈 neck of femur
24. 大转子软骨 greater trochanter cartilage
25. 坐骨体 body of ischium
26. 坐骨末端软骨 terminal cartilage of ischium
27. 臀大肌 gluteus maximus

图 5-5　经坐骨支和坐骨结节横断面

Fig. 5-5　Transverse section through ramus of ischium and ischial tuberosity

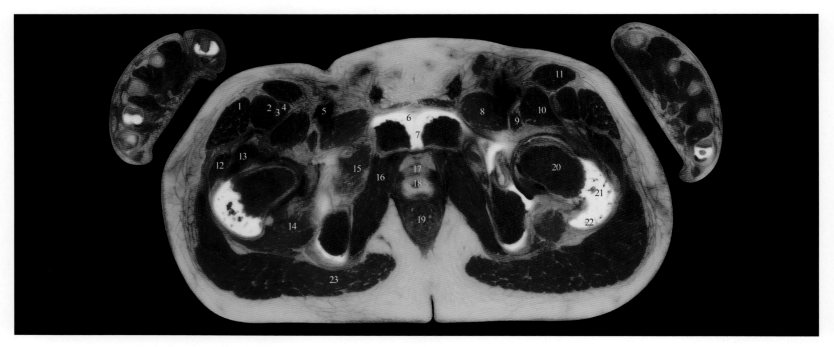

标本

1. 阔筋膜张肌 tensor fasciae latae
2. 股直肌 rectus femoris
3. 股神经 femoral nerve
4. 股动脉 femoral artery
5. 股静脉 femoral vein
6. 耻骨联合 pubic symphysis
7. 耻骨间盘 interpubic disc

8. 长收肌 adductor longus
9. 耻骨肌 pectineus
10. 髂腰肌 iliopsoas
11. 缝匠肌 sartorius
12. 股外侧肌 vastus lateralis
13. 股中间肌 vastus intermedius
14. 股方肌 quadratus femoris

15. 闭孔外肌 obturator externus
16. 闭孔内肌 obturator internus
17. 前列腺 prostate
18. 尿道 urethra
19. 直肠 rectum
20. 股骨颈 neck of femur

21. 股骨颈软骨 cartilage of neck of femur
22. 大转子软骨 greater trochanter cartilage
23. 臀大肌 gluteus maximus

图 5-6　经尿道球上部横断面

Fig. 5-6　Transverse section through superior bulb of urethra

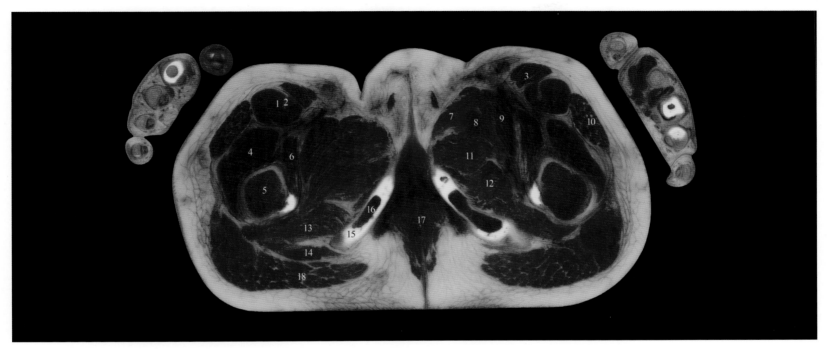

标本

1. 股直肌 rectus femoris

2. 股神经 femoral nerve

3. 缝匠肌 sartorius

4. 股外侧肌 vastus lateralis

5. 股骨 femur

6. 股中间肌 vastus intermedius

7. 长收肌 adductor longus

8. 短收肌 adductor brevis

9. 髂腰肌 iliopsoas

10. 阔筋膜张肌 tensor fasciae latae

11. 大收肌 adductor magnus

12. 闭孔外肌 obturator externus

13. 股方肌 quadratus femoris

14. 臀中肌 gluteus medius

15. 坐骨结节软骨 cartilage of ischial tuberosity

16. 坐骨 ischium

17. 肛门 anus

18. 臀大肌 gluteus maximus

第六章　脊柱区连续横断面、矢状面和冠状面

Chapter 6　Continuous Transverse Sections, Sagittal Plane and Coronal Plane of Spine

图 6-1　经第 11/12 胸椎关节突关节横断面

Fig. 6-1　Transverse section through zygapophysial joint of the T$_{11/12}$

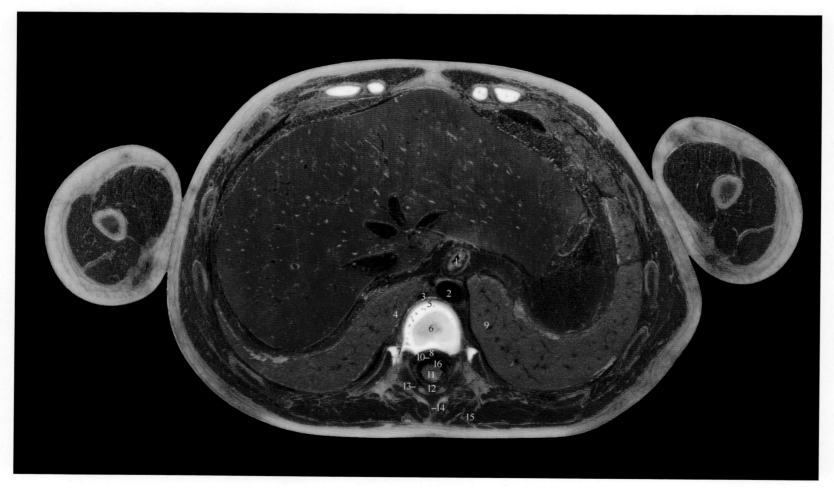

A. 标本

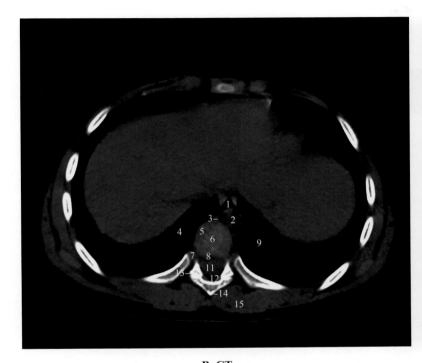

B. CT

C. MRI

1. 食管 esophagus

2. 腹主动脉 abdominal aorta

3. 奇静脉 azygos vein

4. 右肺下叶 inferior lobe of right lung

5. 终板软骨 end-plate cartilage

6. 髓核 nucleus pulposus

7. 肋头关节 joint of costal head

8. 椎内静脉丛 internal vertebral venous plexus

9. 左肺下叶 inferior lobe of left lung

10. 硬脊膜 spinal dura mater

11. 脊髓 spinal cord

12. 硬膜外隙 extradural space

13. 关节突关节 zygapophysial joint

14. 棘突 spinous process

15. 竖脊肌 erector spinae

16. 蛛网膜下隙 subarachnoid space

图 6-2　经第 12 胸椎横断面

Fig. 6-2　Transverse section through the 12th thoracic vertebra

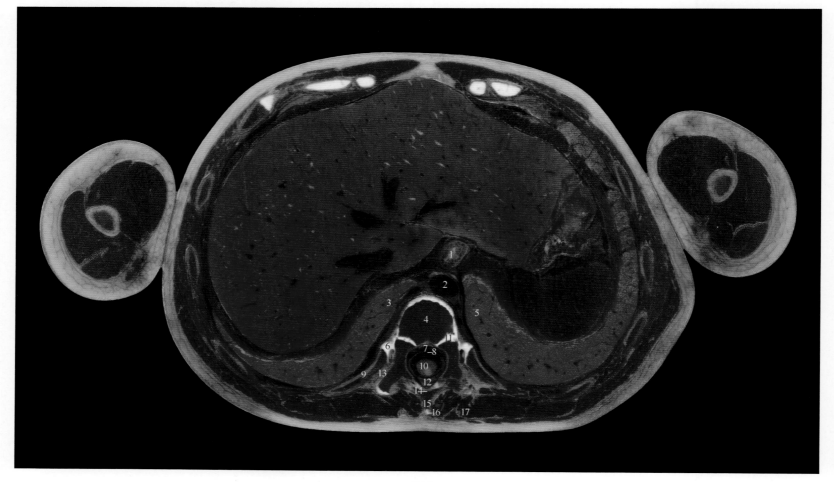

A. 标本

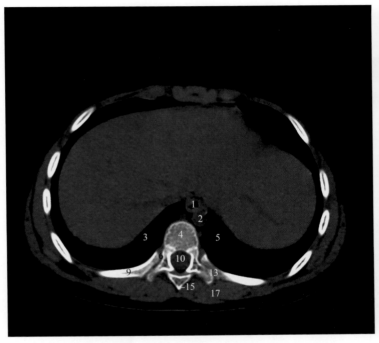

B. CT

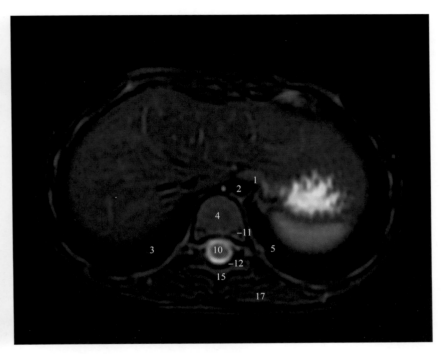

C. MRI

1. 食管 esophagus
2. 胸主动脉 thoracic aorta
3. 右肺下叶 inferior lobe of right lung
4. 第 12 胸椎 the 12th thoracic vertebra
5. 左肺下叶 inferior lobe of left lung
6. 肋头关节 joint of costal head
7. 椎内静脉丛 internal vertebral venous plexus
8. 硬脊膜 spinal dura mater
9. 第 12 肋 the 12th rib
10. 脊髓 spinal cord
11. 第 12 胸椎神经弓中心软骨联合 neurocentral synchondrosis of the 12th thoracic vertebra
12. 硬膜外隙 extradural space
13. 肋横突关节 costotransverse joint
14. 棘间韧带 interspinous ligament
15. 棘突 spinous process
16. 棘突末端软骨 cartilage at the end of spinous process
17. 竖脊肌 erector spinae

图 6-3 经第 1 腰椎上横断面

Fig. 6-3 Superior transverse section through the 1st lumbar vertebra

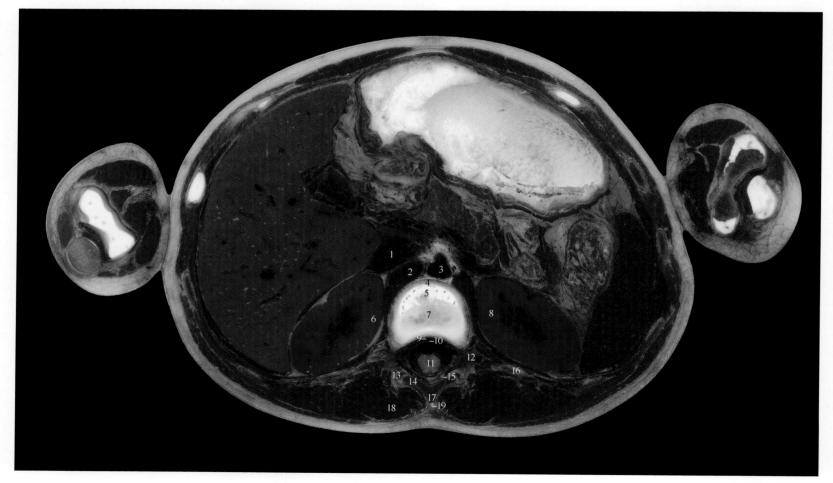

A. 标本

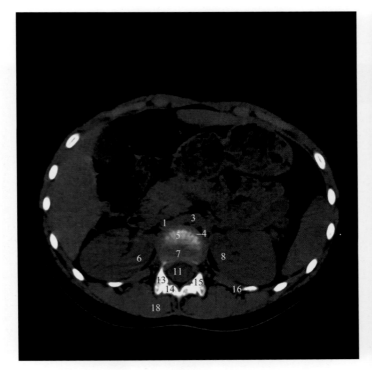

B. CT

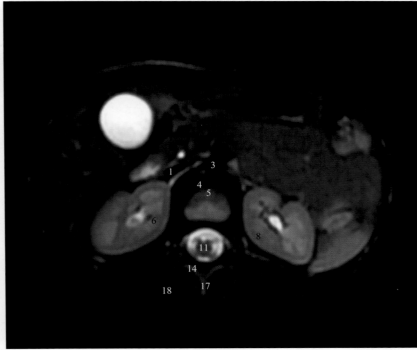

C. MRI

1. 下腔静脉 inferior vena cava
2. 腰大肌 psoas major
3. 腹主动脉 abdominal aorta
4. 纤维环 annulus fibrosus
5. 终板软骨 end-plate osteochondritis
6. 右肾 right kidney
7. 髓核 nucleus pulposus

8. 左肾 left kidney
9. 椎内静脉丛 internal vertebral venous plexus
10. 硬脊膜 spinal dura mater
11. 脊髓 spinal cord
12. 腰神经 lumbar nerves
13. 关节突关节 zygapophysial joint
14. 椎弓板 lamina of vertebral arch

15. 黄韧带 ligamenta flava
16. 肋骨 rib
17. 棘突 spinous process
18. 竖脊肌 erector spinae
19. 棘突末端软骨 cartilage at the end of spinous process

图 6-4　经第 1 腰椎下横断面

Fig. 6-4　Transverse section through the inferior 1st lumbar vertebra

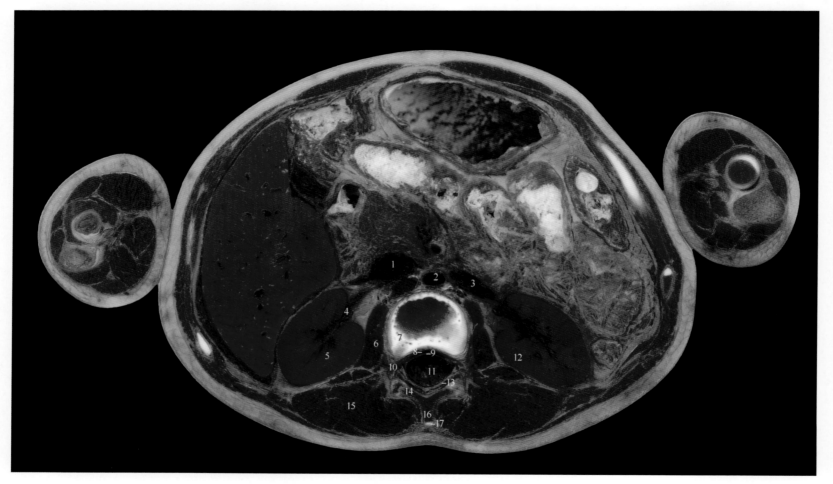

A. 标本

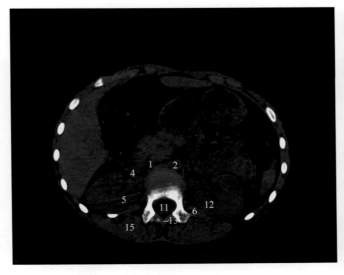

B. CT

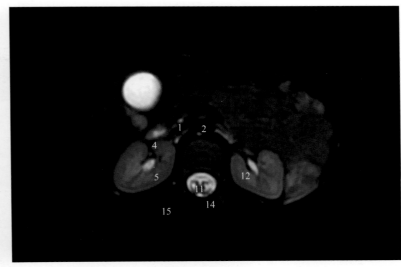

C. MRI

1. 下腔静脉 inferior vena cava
2. 腹主动脉 abdominal aorta
3. 左肾静脉 left renal vein
4. 右肾静脉 right renal vein
5. 右肾 right kidney
6. 腰大肌 psoas major
7. 终板软骨 end-plate osteochondritis
8. 椎内静脉丛 internal vertebral venous plexus
9. 硬脊膜 spinal dura mater

10. 腰神经 lumbar nerves
11. 马尾 cauda equina
12. 左肾 left kidney
13. 黄韧带 ligamenta flava
14. 椎弓板 lamina of vertebral arch
15. 竖脊肌 erector spinae
16. 棘突 spinous process
17. 棘突末端软骨 cartilage at the end of spinous process

图 6-5　经第 2/3 腰椎椎间盘横断面

Fig. 6-5　Transverse section through $L_{2/3}$ intervertebral disc

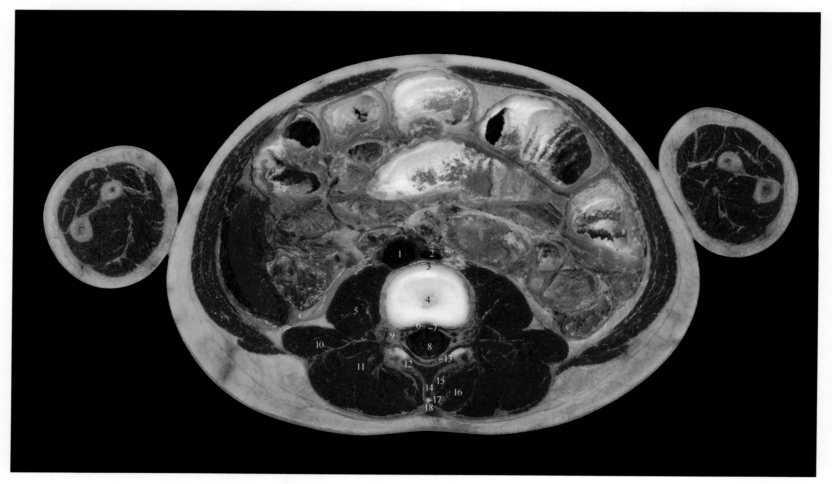

A. 标本

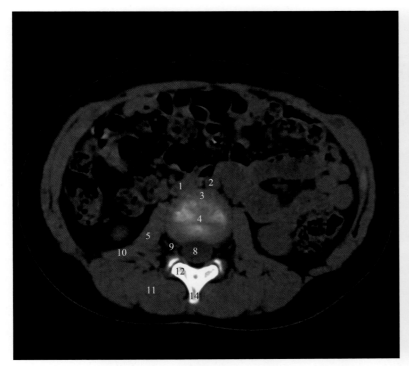

B. CT

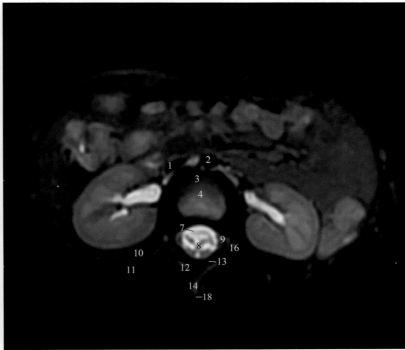

C. MRI

1. 下腔静脉 inferior vena cava
2. 腹主动脉 abdominal aorta
3. 纤维环 annulus fibrosus
4. 髓核 nucleus pulposus
5. 腰大肌 psoas major
6. 后纵韧带 posterior longitudinal ligament
7. 硬脊膜 spinal dura mater

8. 马尾 cauda equina
9. 腰神经 lumbar nerves
10. 腰方肌 quadratus lumborum
11. 竖脊肌 erector spinae
12. 椎弓板 lamina of vertebral arch
13. 硬膜外隙 extradural space
14. 棘突 spinous process

15. 回旋肌 rotatore
16. 多裂肌 multifidi
17. 棘突末端软骨 cartilage at the end of spinous process
18. 棘上韧带 supraspinous ligament

图 6-6　经第 3 腰椎椎体横断面

Fig. 6-6　Transverse section through the 3rd lumbar vertebral body

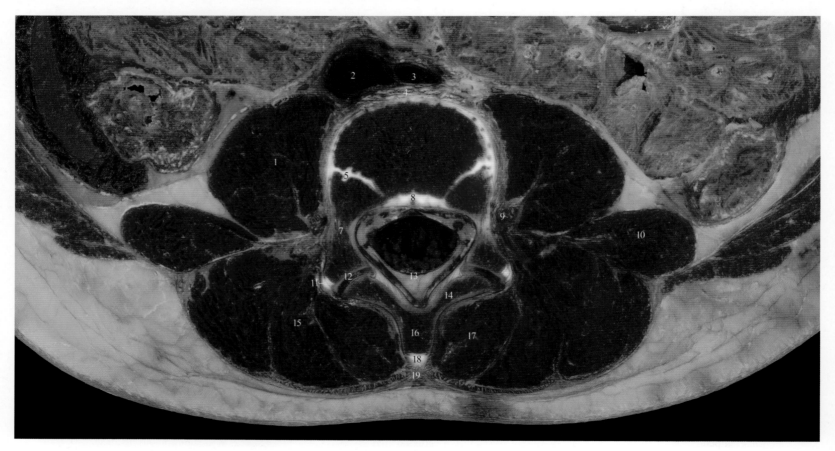

A. 标本

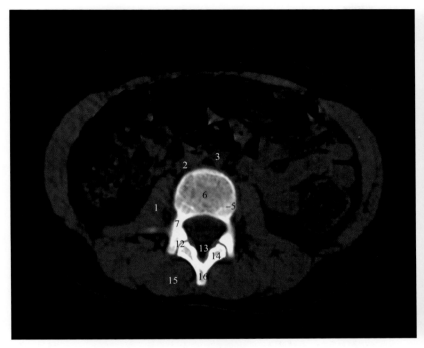

B. CT

C. MRI

1. 腰大肌 psoas major
2. 下腔静脉 inferior vena cava
3. 腹主动脉 abdominal aorta
4. 前纵韧带 anterior longitudinal ligament
5. 神经弓中央软骨 neurocentral cartilage
6. 第 3 腰椎椎体 the 3rd lumbar vertebral body
7. 第 3 腰椎椎弓根 pedicle of the 3rd lumbar vertebra
8. 终板软骨 end-plate osteochondritis
9. 腰神经 lumbar nerves
10. 腰方肌 quadratus lumborum

11. 横突末端软骨 cartilage at the end of transverse process
12. 关节突关节 zygapophysial joint
13. 硬脊膜 spinal dura mater
14. 椎弓板 lamina of vertebral arch
15. 竖脊肌 erector spinae
16. 棘突 spinous process
17. 多裂肌 multifidi
18. 棘突末端软骨 cartilage at the end of spinous process
19. 棘上韧带 supraspinous ligament

图 6-7　经第 3 腰椎椎体下横断面

Fig. 6-7　Inferior transverse section through the 3rd lumbar vertebral body

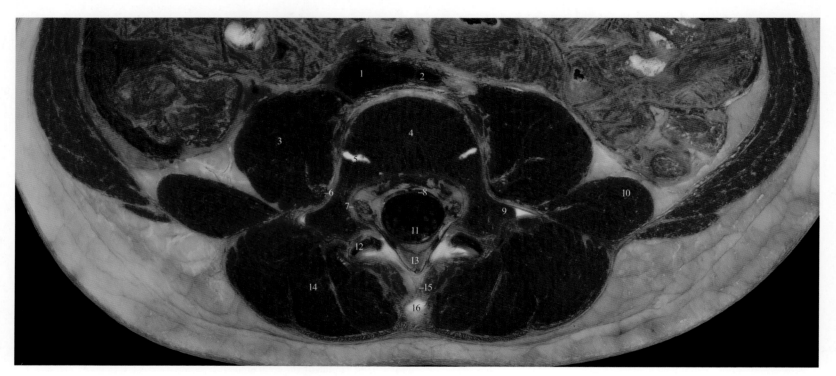

A. 标本

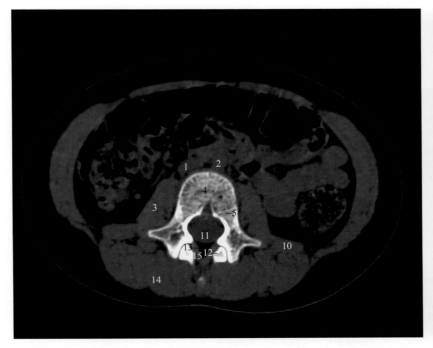

B. CT　　　　　　　　　　　　　　　　　　　　**C. MRI**

1. 下腔静脉 inferior vena cava
2. 腹主动脉 abdominal aorta
3. 腰大肌 psoas major
4. 第四腰椎椎体 the 4th lumbar vertebral body
5. 神经弓中央软骨 neurocentral cartilage
6. 腰神经 lumbar nerves
7. 椎内神经丛 internal vertebral nerve plexus
8. 硬脊膜 spinal dura mater
9. 横突 transverse process

10. 腰方肌 quadratus lumborum
11. 马尾 cauda equina
12. 关节突关节 zygapophysial joint
13. 硬膜外隙 extradural space
14. 竖脊肌 erector spinae
15. 黄韧带 ligamenta flava
16. 棘突末端软骨 cartilage at the end of spinous process

图 6-8　经第 3/4 腰椎椎间盘横断面

Fig. 6-8　Transverse section through L$_{3/4}$ intervertebral disc

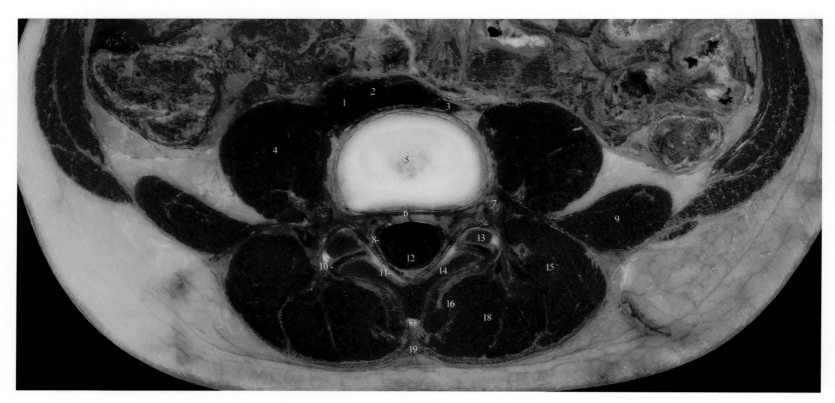

A. 标本

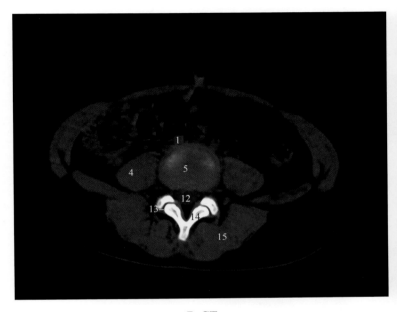

B. CT

C. MRI

1. 下腔静脉 inferior vena cava
2. 右髂总动脉 right common iliac artery
3. 左髂总动脉 left common iliac artery
4. 腰大肌 psoas major
5. 椎间盘 intervertebral disc
6. 后纵韧带 posterior longitudinal ligament
7. 第 4 腰神经 the 4th lumbar nerves
8. 硬膜囊 dural sac
9. 腰方肌 quadratus lumborum
10. 关节突关节腔 zygapophysial joint cavity

11. 硬膜外隙 extradural space
12. 马尾 cauda equina
13. 关节突 articular process
14. 椎弓板 lamina of vertebral arch
15. 竖脊肌 erector spinae
16. 回旋肌 rotatore
17. 棘突末端软骨 cartilage at the end of spinous process
18. 多裂肌 multifidi
19. 棘上韧带 supraspinous ligament

图 6-9　经第 4/5 腰椎椎间盘横断面

Fig. 6-9　Transverse section through $L_{4/5}$ intervertebral disc

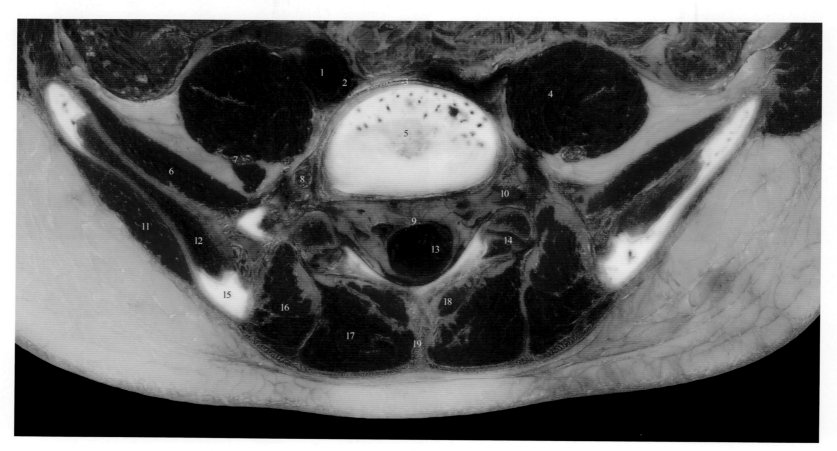

A. 标本

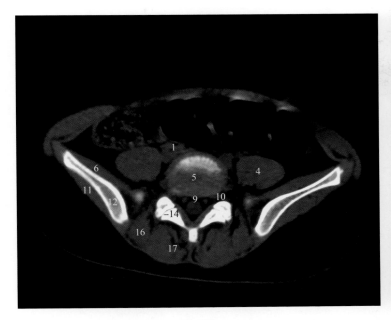

B. CT

C. MRI

1. 髂总静脉 common iliac vein

2. 髂总动脉 common iliac artery

3. 前纵韧带 anterior longitudinal ligament

4. 腰大肌 psoas major

5. 椎间盘 intervertebral disc

6. 髂肌 iliacus

7. 股神经 femoral nerve

8. 第 5 腰神经前支 anterior branch of the 5th lumbar nerve

9. 硬膜囊 dural sac

10. 椎间孔 intervertebral foramen

11. 臀中肌 gluteus medius

12. 髂骨 ilium

13. 马尾 cauda equina

14. 关节突关节 zygapophysial joint

15. 髂软骨 iliac cartilage

16. 竖脊肌 erector spinae

17. 多裂肌 multifidi

18. 回旋肌 rotatore

19. 棘间韧带 interspinous ligament

图 6-10　经第 5 腰椎第 1 骶椎椎间盘 L_5-S_1 横断面

Fig. 6-10　Transverse section through L_5-S_1 intervertebral disc

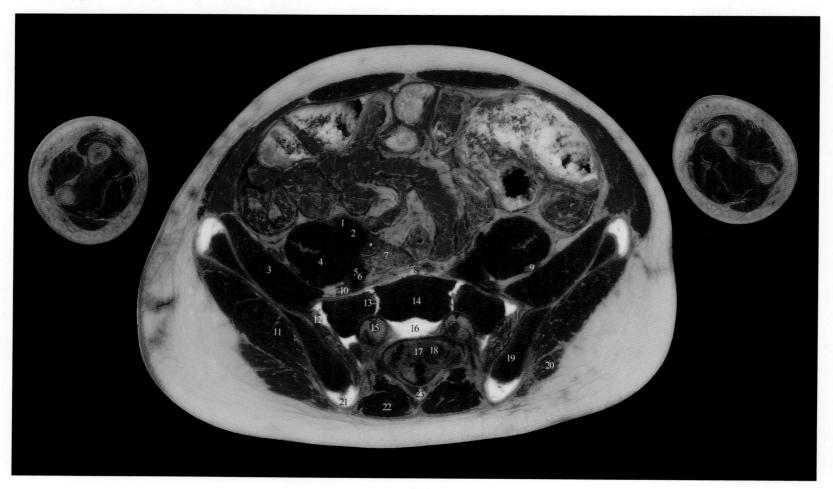

A. 标本

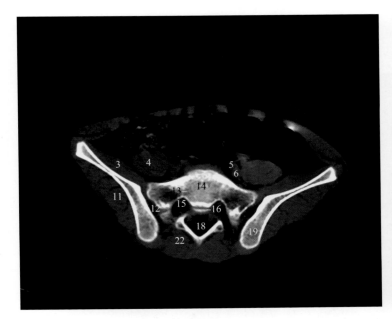

B. CT

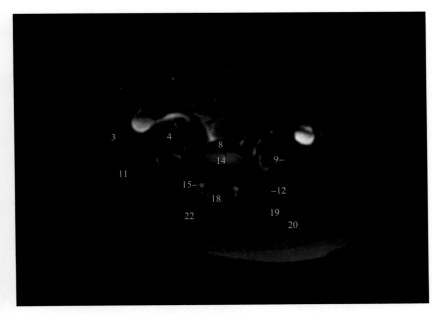

C. MRI

1. 髂外动脉 external iliac artery
2. 髂外静脉 external iliac vein
3. 髂肌 iliacus
4. 腰大肌 psoas major
5. 髂内静脉 internal iliac vein
6. 髂内动脉 internal iliac artery
7. 直肠 rectum
8. 前纵韧带 anterior longitudinal ligament
9. 股神经 femoral nerve

10. 腰骶干 lumbosacral trunk
11. 臀中肌 gluteus medius
12. 骶髂关节 sacroiliac joint
13. 第 1 骶椎神经弓中心软骨联合 neurocentral synchondrosis of the 1st sacral vertebra
14. 第 1 骶椎椎体 the 1st sacral vertebral body
15. 骶孔 sacral hole
16. 第 1/2 骶椎间盘 $S_{1/2}$ intervertebral disc
17. 骶管 sacral canal

18. 骶神经 sacral nerves
19. 髂骨 ilium
20. 臀大肌 gluteus maximus
21. 髂嵴软骨 iliac crest cartilage
22. 多裂肌 multifidi
23. 骶正中嵴 median sacral crest

图 6-11　经第 2/3 骶椎椎间盘横断面

Fig. 6-11　Transverse section through the $S_{2/3}$ intervertebral disc

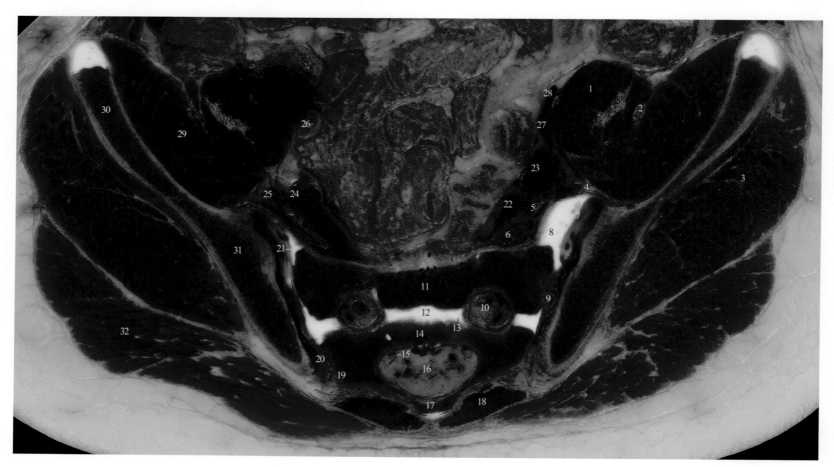

A. 标本

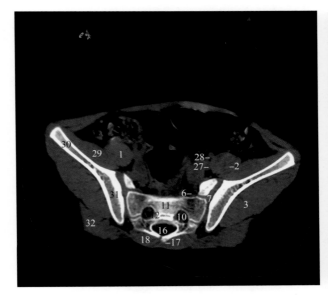

B. CT

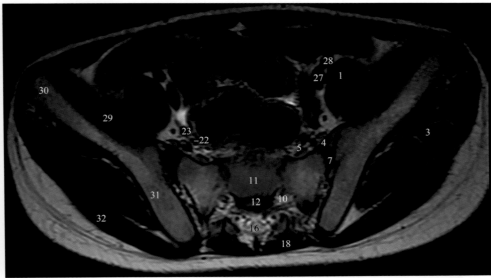

C. MRI

1. 腰大肌 psoas major
2. 股神经 femoral nerve
3. 臀中肌 gluteus medius
4. 骶髂前韧带 anterior sacroiliac ligament
5. 第 1 骶神经 the 1st sacral nerves
6. 第 2 骶神经 the 2nd sacral nerves
7. 骶髂关节 sacroiliac joint
8. 髂骨翼软骨 cartilage of the iliac ala
9. 骶髂骨间韧带 interosseous sacroiliac ligament
10. 第 2 骶神经前支 anterior branch of the 2nd sacral nerve
11. 第 2 骶椎 the 2nd sacral vertebra

12. 第 2/3 骶椎间盘 $S_{2/3}$ intervertebral disc
13. 骶间联合软骨 intersacral associative cartilage
14. 第 3 骶椎椎体 the 3rd sacral vertebral body
15. 第 3 骶神经 the 3rd sacral nerves
16. 骶管 sacral canal
17. 骶正中嵴 median sacral crest
18. 多裂肌 multifidi
19. 骶外侧嵴 lateral sacral crest
20. 骶髂后韧带 posterior sacroiliac ligament
21. 骶骨翼软骨 sacral pterygoid cartilage
22. 髂内静脉 internal iliac vein
23. 髂内动脉 internal iliac artery

24. 髂腰动脉 iliolumbar artery
25. 闭孔神经 obturator nerve
26. 输尿管 ureter
27. 髂外静脉 external iliac vein
28. 髂外动脉 external iliac artery
29. 髂肌 iliacus
30. 髂骨翼 ala of ilium
31. 髂骨 ilium
32. 臀大肌 gluteus maximus

图 6-12　经脊柱正中矢状面
Fig. 6-12　Median sagittal plane through spine

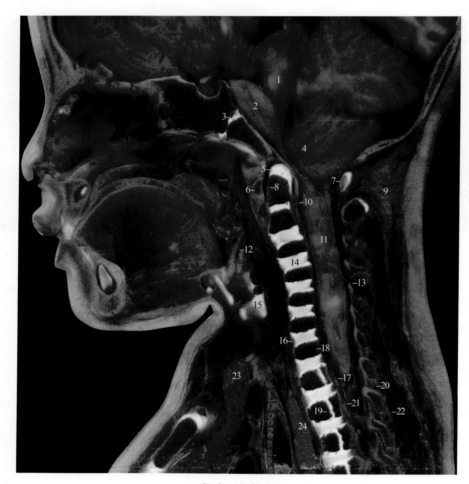

A. 标本（矢状上）

1. 大脑脚 cerebral peduncle
2. 脑桥 pons
3. 蝶枕联合软骨 sphenoid occipital joint cartilage
4. 小脑扁桃体 tonsil of cerebellum
5. 齿突尖软骨 odontoid apical cartilage
6. 寰椎前弓 anterior arch of atlas
7. 寰椎后弓间软骨 posterior arch cartilage of atlas
8. 寰枢正中关节 median atlantoaxial joint
9. 项韧带 ligamentum nuchae
10. 硬脊膜 spinal dura mater
11. 脊髓 spinal cord
12. 会厌 epiglottis
13. 蛛网膜下隙 subarachnoid space
14. 第 3/4 颈椎间盘 $C_{3/4}$ intervertebral disc
15. 环状软骨 cricoid cartilage
16. 前纵韧带 anterior longitudinal ligament
17. 后纵韧带 posterior longitudinal ligament
18. 隆椎 vertebra prominens
19. 神经弓中心软骨联合 neurocentral synchondrosis
20. 棘间韧带 interspinous ligament
21. 硬膜外隙 extradural space
22. 棘上韧带 supraspinous ligament
23. 胸腺 thymus
24. 肺 lung

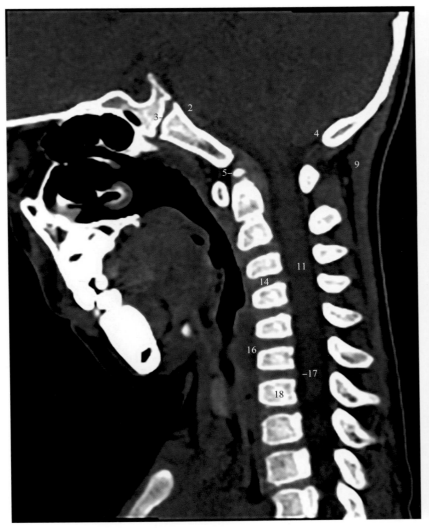

B. CT（矢状上）

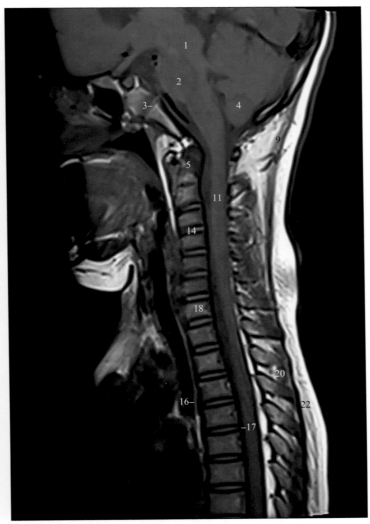

C. MRI（矢状上）

图 6-13　经腰椎正中矢状面

Fig. 6-13　Median sagittal plane through lumbar vertebra

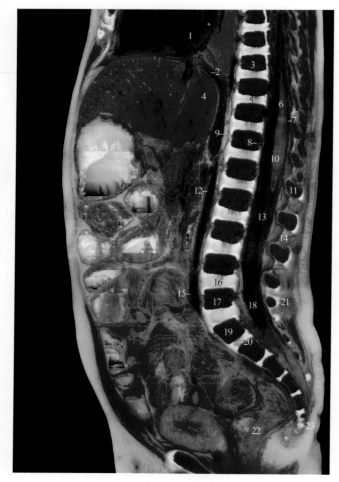

A. 标本（矢状下）

1. 心脏 heart
2. 膈 diaphragm
3. 第 9 胸椎椎体 the 9th thoracic vertebral body
4. 肝尾状叶 caudate lobe of liver
5. 第 11/12 胸椎间盘 $T_{11/12}$ intervertebral disc
6. 脊髓 spinal cord
7. 硬脊膜 spinal dura mater
8. 椎静脉湖 vertebral vein lake
9. 前纵韧带 anterior longitudinal ligament
10. 腰骶膨大 lumbosacral enlargement
11. 第 1 腰椎棘突 spinous process of the 1st lumbar vertebra
12. 腹主动脉 abdominal aorta
13. 马尾 cauda equina
14. 棘间肌 interspinale
15. 左髂总静脉 the left common iliac vein
16. 第 4/5 腰椎间盘 $L_{4/5}$ intervertebral disc
17. 第 5 腰椎 the 5th lumbar vertebra
18. 终池 terminal cistern
19. 第 1 骶椎 the 1st sacral vertebra
20. 第 1/2 骶椎间盘 $S_{1/2}$ intervertebral disc
21. 棘突末端软骨 cartilage at the end of the spinous process
22. 直肠 rectum
23. 尾骨（未骨化）coccyx (not ossification)

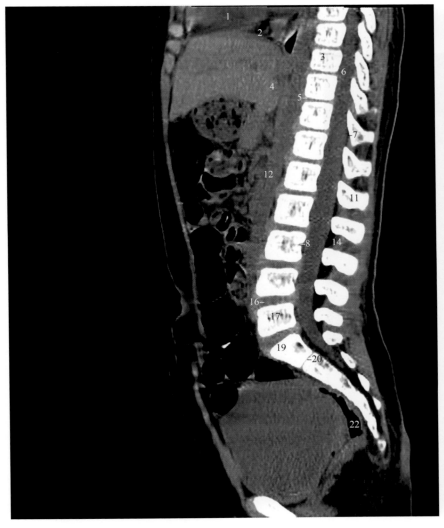

B. CT（矢状下）

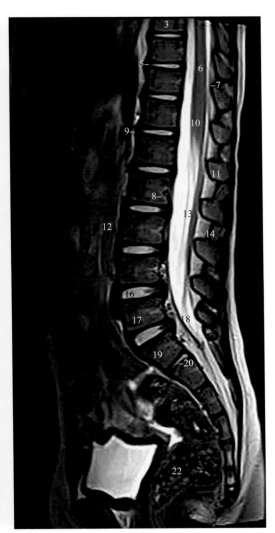

C. MRI（矢状下）

图 6-14　经胸椎椎体冠状面

Fig. 6-14　**Coronal section through thoracic vertebral body**

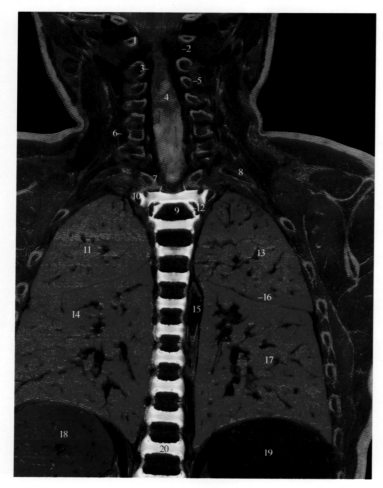

1. 寰椎 atlas
2. 硬脊膜 spinal dura mater
3. 蛛网膜下隙 subarachnoid space
4. 脊髓 spinal cord
5. 椎弓根 pedicle of vertebral arch
6. 椎动脉 vertebral artery
7. 第 1 肋肋头 costal head of the 1st rib
8. 第 1 肋 the 1st rib
9. 第 2 胸椎椎体 the 2nd thoracic vertebral body
10. 肋头关节 joint of costal head
11. 右肺上叶 superior lobe of right lung
12. 神经弓中心软骨联合 neurocentral synchondrosis
13. 左肺上叶 superior lobe of left lung
14. 右肺下叶 inferior lobe of right lung
15. 胸主动脉 thoracic aorta
16. 左肺斜裂 oblique fissure of left lung
17. 左肺下叶 inferior lobe of left lung
18. 肝右叶 right lobe of liver
19. 脾 spleen
20. 第 10/11 胸椎椎间盘 $T_{10/11}$ intervertebral disc

A. 标本（冠状）

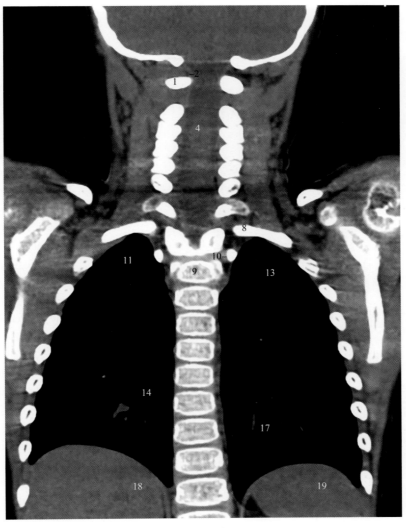

B. CT（冠状）

图 6-15 经腰椎椎体冠状面

Fig. 6-15 Coronal section through lumbar vertebral body

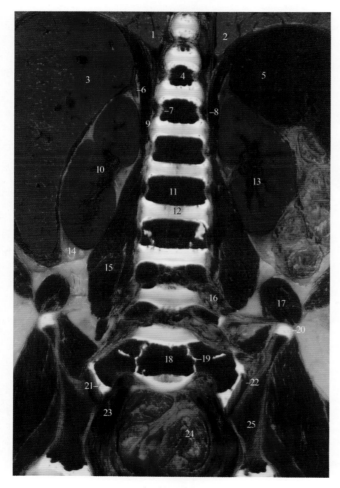

A. 标本（冠状）

1. 右肺下叶 inferior lobe of right lung
2. 左肺下叶 inferior lobe of left lung
3. 肝右叶 right lobe of liver
4. 第 11 胸椎椎体 the 11th thoracic vertebral body
5. 脾 spleen
6. 右肾上腺 right suprarenal gland
7. 第 11 胸椎神经弓中心软骨联合 neurocentral synchondrosis of the 11th thoracic vertebra
8. 肋间后动脉 posterior intercostal artery
9. 膈肌右脚 right crus of diaphragm
10. 右肾 right kidney
11. 第 2 腰椎椎体 body of the 2nd lumbar vertebra
12. 第 2/3 腰椎椎间盘 $L_{2/3}$ intervertebral disc
13. 左肾 left kidney
14. 脂肪囊 fatty renal capsule
15. 腰大肌 psoas major
16. 第 4 腰椎横突 transverse process of the 4th lumbar vertebra
17. 腰方肌 quadratus lumborum
18. 第 1 骶椎 the 1st sacral vertebra
19. 第 1 骶椎神经弓中心软骨联合 neurocentral synchondrosis of the 1st sacral vertebra
20. 髂骨翼软骨 cartilage of the iliac ala
21. 骶骨翼软骨 sacral pterygoid cartilage
22. 骶髂关节 sacroiliac joint
23. 右髂内动、静脉 right internal iliac artery and vein
24. 直肠 rectum
25. 髂骨 ilium

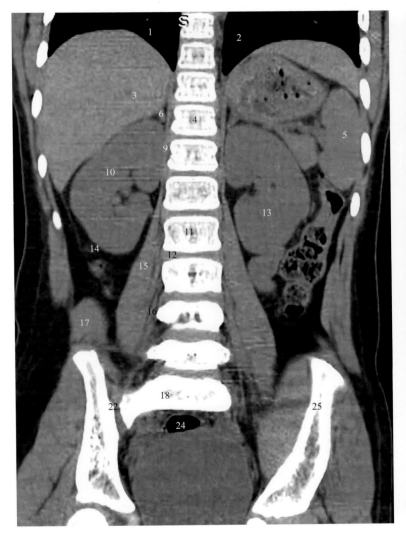

B. CT（冠状）

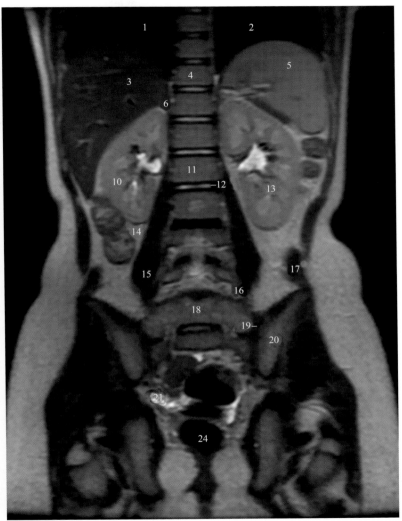

C. MRI（冠状）

第七章 四肢（上肢、下肢）连续横断面

Chapter 7　Continuous Transverse Sections of Limbs

图 7-1 经肱骨大结节横断面

Fig. 7-1 Transverse section through greater tuberosity of humerus

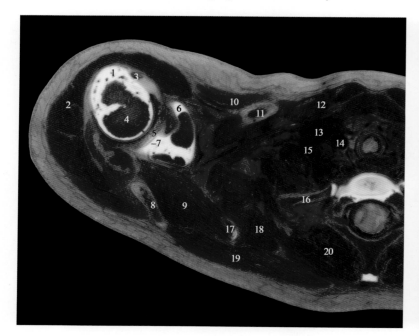

A. 标本   B. CT

1. 肱骨大结节软骨 cartilage of greater tuberosity of humerus
2. 三角肌 deltoid
3. 肱二头肌长头腱 long head tendon of biceps brachii
4. 肱骨头 head of humerus
5. 关节腔 articular cavity

6. 喙突尖软骨 coracoid apical cartilage
7. 关节盂 gleniod cavity
8. 肩胛冈 spine of scapula
9. 冈上肌 supraspinatus
10. 胸大肌 pectoralis major
11. 锁骨 clavicle

12. 胸锁乳突肌 sternocleidomastoid
13. 头臂静脉 brachiocephalic vein
14. 右颈总动脉 right common carotid artery
15. 右锁骨下动脉 right subclavian artery
16. 第 1 肋 the 1st rib

17. 肩胛骨 scapula
18. 肩胛下肌 subscapularis
19. 斜方肌 trapezius
20. 竖脊肌 erector spinae

图 7-2 经肩胛冈横断面

Fig. 7-2 Transverse section through spine of scapula

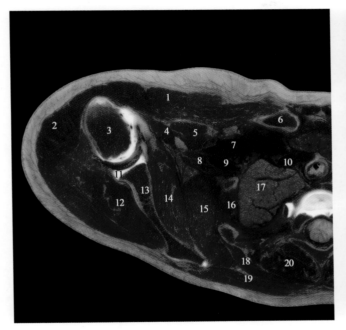

A. 标本 **B. CT**

1. 胸大肌 pectoralis major

2. 三角肌 deltoid

3. 肱骨 humerus

4. 肱二头肌短头 short head of biceps brachii

5. 喙肱肌 coracobrachialis

6. 锁骨 clavicle

7. 腋静脉 axillary vein

8. 臂丛 brachial plexus

9. 腋动脉 axillary artery

10. 锁骨下动脉 subclavian artery

11. 关节盂软骨 cartilage of glenoid cavity

12. 冈下肌 infraspinatus

13. 肩胛骨 scapula

14. 肩胛下肌 subscapularis

15. 前锯肌 serratus anterior

16. 肋间肌 intercostal muscle

17. 右肺尖 apex of right lung

18. 菱形肌 rhomboideus

19. 斜方肌 trapezius

20. 竖脊肌 erector spinae

图 7-3　经肱骨外科颈横断面

Fig. 7-3　Transverse section through surgical neck of humerus

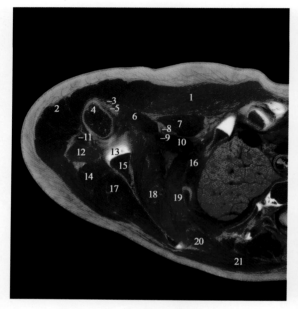

A. 标本　　　　　　　　　　　　　　　**B. CT**

1. 胸大肌 pectoralis major
2. 三角肌 deltoid
3. 肱二头肌长头腱 long head tendon of biceps brachii
4. 肱骨外科颈 surgical neck of the humerus
5. 肩胛下肌腱 subscapularis tendon
6. 喙肱肌 coracobrachialis
7. 胸小肌 pectoralis minor

8. 臂丛 brachial plexus
9. 腋动脉 axillary artery
10. 腋静脉 axillary vein
11. 旋肱后动、静脉 posterior humeral circumflex artery and vein
12. 肱三头肌长头 long head of triceps brachii
13. 盂下结节软骨 infraglenoid tubercle cartilage
14. 小圆肌 teres minor

15. 肩胛骨 scapula
16. 肋间肌 intercostal muscle
17. 冈下肌 infraspinatus
18. 肩胛下肌 subscapularis
19. 前锯肌 serratus anterior
20. 菱形肌 rhomboideus
21. 斜方肌 trapezius

图 7-4 经肱骨上份横断面
Fig. 7-4 Transverse section through superior humerus

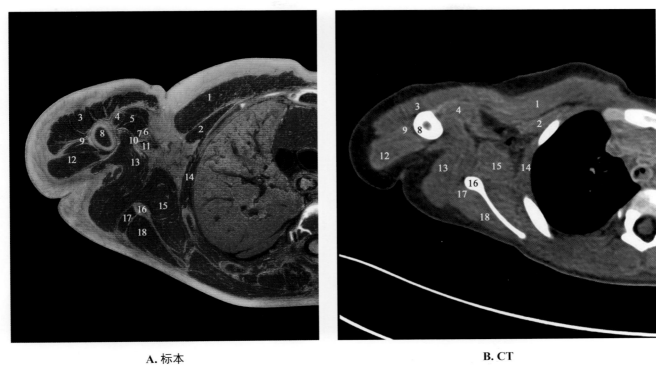

A. 标本 B. CT

1. 胸大肌 pectoralis major	7. 正中神经 median nerve	13. 大圆肌 teres major
2. 胸小肌 pectoralis minor	8. 肱骨 humerus	14. 肋间肌 intercostal muscle
3. 三角肌 deltoid	9. 肱三头肌外侧头 lateral head of triceps brachii	15. 肩胛下肌 subscapularis
4. 肱二头肌 biceps brachii	10. 肱静脉 brachial vein	16. 肩胛骨 scapula
5. 喙肱肌 coracobrachialis	11. 臂丛及其分支 brachial plexus and its branches	17. 小圆肌 teres minor
6. 肱动脉 brachial artery	12. 肱三头肌长头 long head of triceps brachii	18. 冈下肌 infraspinatus

图 7-5 经臂下份横断面
Fig. 7-5 Transverse section through inferior arm

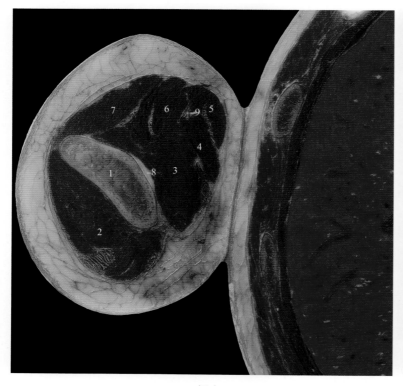

A. 标本

B. CT

1. 肱骨 humerus
2. 肱三头肌 triceps brachii
3. 肱肌 brachialis

4. 旋前圆肌 pronator teres
5. 肱二头肌 biceps brachii
6. 肱桡肌 brachioradialis

7. 桡侧腕长伸肌 extensor carpi radialis longus
8. 肘关节腔 elbow joint cavity
9. 肱动脉、肱静脉 brachial artery and brachial vein

图 7-6 经肘关节上份横断面
Fig. 7-6 Transverse section through superior elbow joint

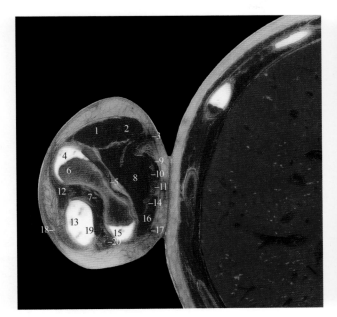

A. 标本

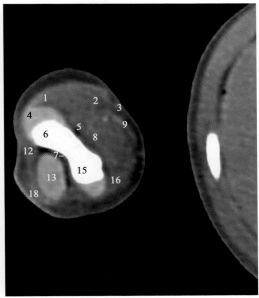

B. CT

1. 桡侧腕长、短伸肌 extensor carpi radialis longus and brevis
2. 肱桡肌 brachioradialis
3. 肘正中静脉 median cubital vein
4. 肱骨外上髁软骨 lateral epicondylar cartilage of humerus
5. 肘关节腔 elbow joint cavity
6. 肱骨小头 capitulum of humerus
7. 肱骨滑车 trochlea of humerus
8. 肱肌 brachialis
9. 肱二头肌腱及其腱膜 biceps brachii tendon and aponeurosis
10. 肱动脉、肱静脉 brachial artery and brachial vein
11. 正中神经 median nerve
12. 肘肌 anconeus
13. 鹰嘴软骨 olecranon cartilage
14. 肌间隔 intermuscular septum
15. 肱骨内上髁软骨 medial epicondylar cartilage of humerus
16. 旋前圆肌 pronator teres
17. 贵要静脉 basilic vein
18. 肱三头肌腱 triceps brachii tendon
19. 尺侧返动、静脉 ulnar recurrent artery and vein
20. 尺神经 ulnar nerve

图 7-7　经桡尺近侧关节横断面
Fig. 7-7　Transverse section through proximal radioulnar joint

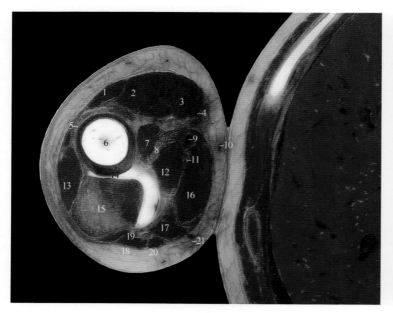

A. 标本　　　　　　　　　　　　　　　**B. CT**

1. 指伸肌 extensor digitorum
2. 桡侧腕长、短伸肌 extensor carpi radialis longus and brevis
3. 肱桡肌 brachioradialis
4. 头正中静脉 median cephalic vein
5. 桡骨环状韧带 anular ligament of radius
6. 桡骨头软骨 cartilage of radial head
7. 拇长屈肌 flexor pollicis longus
8. 肱二头肌腱 biceps brachii tendon
9. 肱动脉 brachial artery
10. 前臂正中静脉 median antebrachial vein
11. 正中神经 median nerve
12. 肱肌 brachialis
13. 肘肌 anconeus
14. 关节腔 articular cavity
15. 鹰嘴 olecranon
16. 旋前圆肌 pronator teres
17. 指浅屈肌 flexor digitorum superficialis
18. 指深屈肌 flexor digitorum profundus
19. 尺神经 ulnar nerve
20. 尺侧腕屈肌 flexor carpi ulnaris
21. 贵要静脉 basilic vein

图 7-8　经尺桡骨中份横断面

Fig. 7-8　Transverse section through median ulna and radius

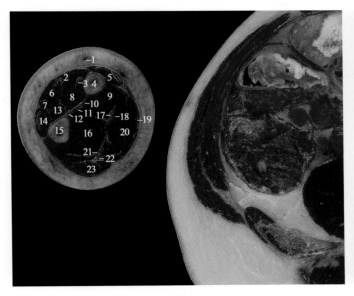

A. 标本　　　　　　　　　　　　　　　　　　　B. CT

1. 头静脉 cephalic vein
2. 桡侧腕长、短伸肌 extensor carpi radialis longus and brevis
3. 桡神经 radial nerve
4. 桡骨 radius
5. 肱桡肌 brachioradialis
6. 指伸肌 extensor digitorum
7. 小指伸肌 extensor digiti minimi
8. 拇长展肌 abductor pollicis longus

9. 旋前圆肌 pronator teres
10. 前臂骨间膜 forearm interosseous membrane
11. 骨间前动、静脉 anterior interosseous arteries and veins
12. 骨间前神经 anterior interosseous nerve
13. 拇长伸肌 extensor pollicis longus
14. 尺侧腕伸肌 extensor carpi ulnaris
15. 尺骨 ulna
16. 指深屈肌 flexor disitorum profundus

17. 正中神经 median nerve
18. 正中动脉 median artery
19. 掌长肌腱 palmaris longus tendon
20. 指浅屈肌 flexor digitorum superficialis
21. 尺动脉 ulnar artery
22. 尺神经 ulnar nerve
23. 尺侧腕屈肌 flexor carpi ulnaris

图 7-9　经桡尺远侧关节横断面

Fig. 7-9　Transverse section through distal radioulnar joint

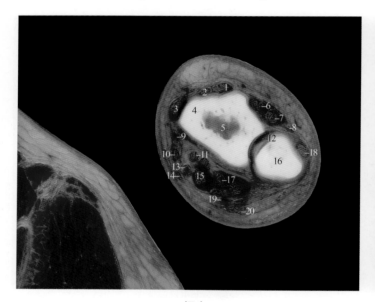

A. 标本　　　　　　　　　　　　　　　　B. CT

1. 桡侧腕短伸肌腱 extensor carpi radialis brevis tendon
2. 桡侧腕长伸肌腱 extensor carpi radialis longus tendon
3. 拇短伸肌腱、拇长伸肌腱 extensor pollicis brevis tendon, extensor pollicis longus tendon
4. 桡骨远端软骨 cartilage of distal radius
5. 桡骨 radius
6. 拇长伸肌腱 extensor pollicis longus tendon
7. 指伸肌腱 extensor tendon
8. 小指伸肌腱 tendon of extensor digiti minimi
9. 桡动脉 radial artery
10. 桡侧腕屈肌腱 flexor carpi radialis tendon
11. 拇长屈肌腱 flexor pollicis longus tendon
12. 关节腔 articular cavity
13. 正中神经 median nerve
14. 掌长肌腱 palmaris longus tendon
15. 指浅屈肌腱 tendon of flexor digitorum superficialis
16. 尺骨远端软骨 distal ulnar cartilage
17. 指深屈肌腱 flexor digitorum profundus tendon
18. 尺侧腕伸肌腱 extensor carpi ulnaris tendon
19. 尺动脉 ulnar artery
20. 尺侧腕屈肌腱 flexor carpi ulnaris tendon

图 7-10 经腕管横断面
Fig. 7-10 Transverse section through carpal canal

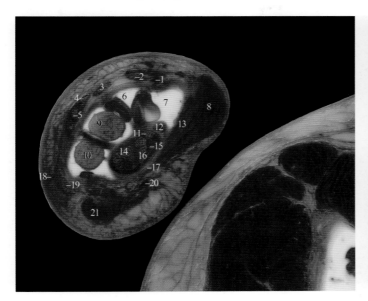

A. 标本

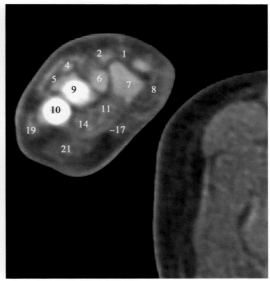

B. CT

1. 桡动、静脉 radial artery and vein
2. 拇长伸肌腱 extensor pollicis longus tendon
3. 桡侧腕长伸肌腱 extensor carpi radialis longus tendon
4. 指伸肌腱 extensor tendon
5. 示指伸肌腱 tendon of extensor indicis
6. 小多角骨 trapezoid bone
7. 大多角骨 trapezium bone
8. 拇短展肌、拇短伸肌、拇长展肌 abductor pollicis brevis, extensor pollicis brevis, abductor pollicis longus
9. 头状骨 capitate bone
10. 钩骨 hamate bone
11. 拇长屈肌腱 flexor pollicis longus tendon
12. 桡侧腕屈肌腱 flexor carpi radialis tendon
13. 拇对掌肌 opponens pollicis
14. 指深屈肌腱 flexor digitorum profundus tendon
15. 正中神经 median nerve
16. 指浅屈肌腱 tendon of flexor digitorum superficialis
17. 屈肌支持带 flexor retinaculum
18. 手背静脉 dorsal vein of hand
19. 小指伸肌腱、尺侧腕伸肌腱 tendon of extensor digiti minimi, extensor carpi ulnaris tendon
20. 尺动脉 ulnar artery
21. 小指展肌 abductor digiti minimi

图 7-11 经掌骨底横断面
Fig. 7-11 Transverse section through base of metacarpal bone

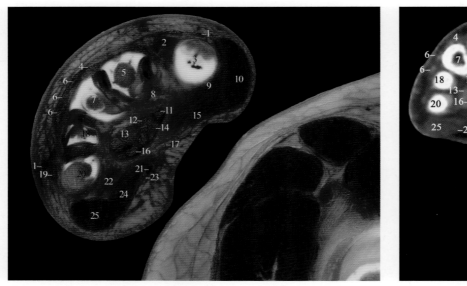

A. 标本

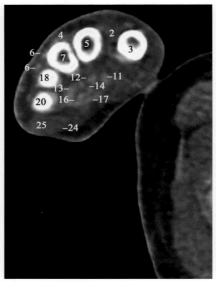

B. CT

1. 手背静脉 dorsal vein of hand
2. 第 1 骨间背侧肌 the 1st dorsal interossei
3. 第 1 掌骨 the 1st metacarpal bone
4. 示指伸肌腱 tendon of extensor indicis
5. 第 2 掌骨 the 2nd metacarpal bone
6. 指伸肌腱 extensor tendon
7. 第 3 掌骨 the 3rd metacarpal bone

8. 拇收肌 adductor pollicis
9. 拇对掌肌 opponens pollicis
10. 拇短展肌 abductor pollicis brevis
11. 桡侧腕屈肌腱 flexor carpi radialis tendon
12. 拇长屈肌腱 flexor pollicis longus tendon
13. 指深屈肌腱 flexor digitorum profundus tendon

14. 正中神经 median nerve
15. 拇短屈肌 flexor pollicis brevis
16. 指浅屈肌腱 tendon of flexor digitorum superficialis
17. 掌腱膜 palmar aponeurosis
18. 第 4 掌骨 the 4th metacarpal bone
19. 小指伸肌腱、第 3 骨间背侧肌 tendon of extensor digiti minimi, the 3rd dorsal interossei

20. 第 5 掌骨 the 5th metacarpal bone
21. 尺动脉（掌浅弓）ulnar artery (superficial palmar arch)
22. 小指对掌肌 opponens digiti minimi
23. 尺神经 ulnar nerve
24. 小指短屈肌 flexor digiti minimi brevis
25. 小指展肌 abductor digiti minimi

图 7-12 经股骨头上份横断面

Fig. 7-12 Transverse section through superior femoral head

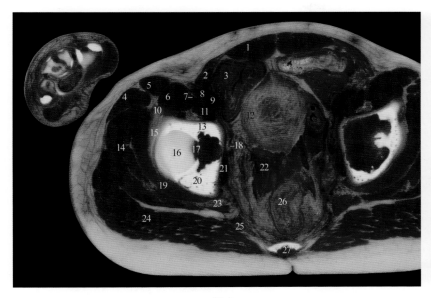

A. 标本　　　　　　　　　　　　　　　**B. CT**

1. 腹直肌 rectus abdominis
2. 腹内斜肌 obliquus internus abdominis
3. 回肠 ileum
4. 阔筋膜张肌 tensor fasciae latae
5. 缝匠肌 sartorius
6. 髂腰肌 iliopsoas
7. 股神经 femoral nerve
8. 髂外动脉 external iliac artery
9. 髂外静脉 external iliac vein

10. 股直肌腱 rectus femoris tendon
11. 耻骨肌 pectineus
12. 膀胱 urinary bladder
13. 耻骨体 body of pubis
14. 臀中肌 gluteus medius
15. 髂股韧带 iliofemoral ligament
16. 股骨头 femoral head
17. 股骨头凹 fovea of femoral head
18. 闭孔神经 obturator nerve

19. 臀小肌 gluteus minimus
20. 坐骨体 body of ischium
21. 闭孔内肌 obturator internus
22. 直肠膀胱陷凹 rectovesical pouch
23. 坐骨神经 sciatic nerve
24. 臀大肌 gluteus maximus
25. 尾骨肌 coccygeus
26. 直肠 rectum
27. 第 5 骶椎 the 5th sacral vertebra

图 7-13　经股骨头韧带横断面

Fig. 7-13　Transverse section through ligament of head of femur

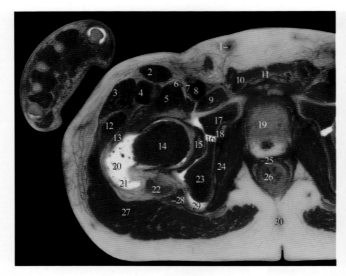

A. 标本　　　　　　　　　　　　　　B. CT

1. 腹壁浅静脉 superficial epigastric vein

2. 缝匠肌 sartorius

3. 阔筋膜张肌 tensor fasciae latae

4. 股直肌 rectus femoris

5. 髂腰肌 iliopsoas

6. 股神经 femoral nerve

7. 股动脉 femoral artery

8. 股静脉 femoral vein

9. 耻骨肌 pectineus

10. 腹直肌 rectus abdominis

11. 耻骨后间隙 retropubic space

12. 臀中肌 gluteus medius

13. 臀小肌 gluteus minimus

14. 股骨头 femoral head

15. 股骨头韧带 ligament of head of femur

16. Y 型软骨 Y-shape cartilage

17. 耻骨体 body of pubis

18. 闭孔神经 obturator nerve

19. 膀胱 urinary bladder

20. 股骨颈 neck of femur

21. 大转子软骨 greater trochanteric cartilage

22. 股方肌 quadratus femoris

23. 坐骨体 body of ischium

24. 闭孔内肌 obturator internus

25. 直肠膀胱陷凹 rectovesical pouch

26. 直肠 rectum

27. 臀大肌 gluteus maximus

28. 坐骨神经 sciatic nerve

29. 坐骨体软骨 sciatic body cartilage

30. 尾骨 coccyx

图 7-14　经股骨颈横断面

Fig. 7-14　Transverse section through neck of femur

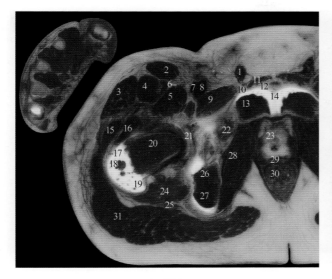

A. 标本　　　　　　　　　　　　　　　　　　　　　**B. CT**

1. 精索 spermatic cord

2. 缝匠肌 sartorius

3. 阔筋膜张肌 tensor fasciae latae

4. 股直肌 rectus femoris

5. 髂腰肌 iliopsoas

6. 股神经 femoral nerve

7. 股动脉 femoral artery

8. 股静脉 femoral vein

9. 耻骨肌 pectineus

10. 耻骨结节 pubic tubercle

11. 腹直肌 rectus abdominis

12. 耻骨上韧带 superior pubic ligament

13. 耻骨上支 superior ramus of pubis

14. 耻骨联合 pubic symphysis

15. 臀中肌 gluteus medius

16. 股外侧肌 vastus lateralis

17. 髂股韧带 iliofemoral ligament

18. 大转子软骨 greater trochanteric cartilage

19. 大转子 greater trochanter

20. 股骨颈 neck of femur

21. 股骨头韧带 ligament of head of femur

22. 闭孔神经 obturator nerve

23. 膀胱 urinary bladder

24. 股方肌 quadratus femoris

25. 坐骨神经 sciatic nerve

26. 坐骨体 body of ischium

27. 坐骨结节 ischial tuberosity

28. 闭孔内肌 obturator internus

29. 直肠膀胱陷凹 rectovesical pouch

30. 直肠 rectum

31. 臀大肌 gluteus maximus

图 7-15　经耻骨联合下缘横断面

Fig. 7-15　Transverse section through inferior margin of pubic symphysis

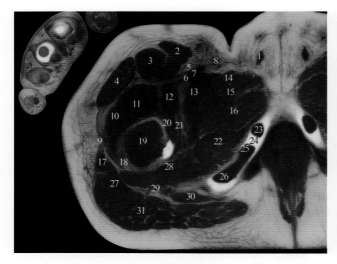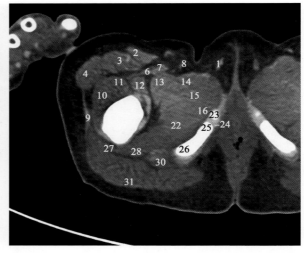

A. 标本　　　　　　　　　　　　　　　　B. CT

1. 精索 spermatic cord

2. 缝匠肌 sartorius

3. 股直肌 rectus femoris

4. 阔筋膜张肌 tensor fasciae latae

5. 股神经 femoral nerve

6. 股动脉 femoral artery

7. 股静脉 femoral vein

8. 大隐静脉 great saphenous vein

9. 阔筋膜 fascia lata

10. 股外侧肌 vastus lateralis

11. 股中间肌 vastus intermedius

12. 髂腰肌 iliopsoas

13. 耻骨肌 pectineus

14. 长收肌 adductor longus

15. 短收肌 adductor brevis

16. 大收肌 adductor magnus

17. 臀中肌 gluteus medius

18. 坐股韧带 ischiofemoral ligament

19. 股骨 femur

20. 髂股韧带 iliofemoral ligament

21. 髋臼横韧带 transverse acetabular ligament

22. 闭孔外肌 obturator externus

23. 耻骨下支 inferior ramus of pubis

24. Y 型软骨 Y-shape cartilage

25. 坐骨支 ramus of ischium

26. 坐骨结节 ischial tuberosity

27. 臀小肌 gluteus minimus

28. 股方肌 quadratus femoris

29. 坐骨神经 sciatic nerve

30. 股后肌群起始腱 initial tendon of posterior group of femoris

31. 臀大肌 gluteus maximus

图 7-16 经股骨中份横断面

Fig. 7-16 Transverse section through medium femur

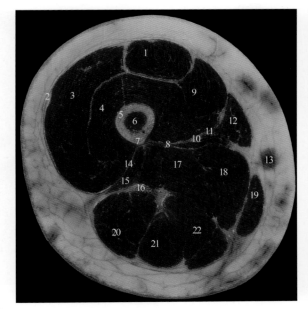 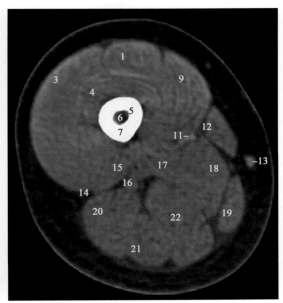

A. 标本   B. CT

1. 股直肌 rectus femoris

2. 阔筋膜 fascia lata

3. 股外侧肌 vastus lateralis

4. 股中间肌 vastus intermedius

5. 股骨 femur

6. 骨髓腔 marrow cavity

7. 股骨粗线 linea aspera of femur

8. 内侧肌间隔 medial intermuscular septum

9. 股内侧肌 vastus medialis

10. 股神经 femoral nerve

11. 股动脉、静脉 femoral artery and femoral vein

12. 缝匠肌 sartorius

13. 大隐静脉 great saphenous vein

14. 外侧肌间隔 lateral intermuscular septum

15. 股二头肌短头 short head of biceps femoris

16. 坐骨神经 sciatic nerve

17. 长收肌 adductor longus

18. 大收肌 adductor magnus

19. 股薄肌 gracilis

20. 股二头肌长头 long head of biceps femoris

21. 半腱肌 semitendinosus

22. 半膜肌 semimembranosus

图 7-17　经股骨内、外上髁横断面

Fig. 7-17　Transverse section through medial and lateral epicondyles of femur

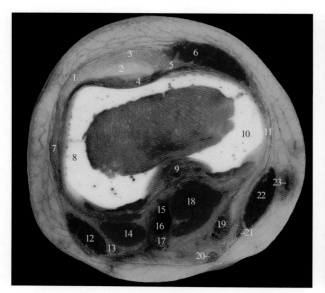

A. 标本

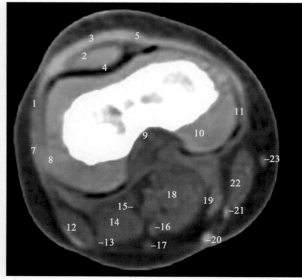

B. CT

1. 髌外侧支持带 lateral patellar retinaculum
2. 滑膜襞 synovial fold
3. 股四头肌腱 quadriceps tendon
4. 髌上囊 suprapatellar bursa
5. 髌内侧支持带 medial patellar retinaculum
6. 股内侧肌 vastus medialis
7. 腓侧副韧带 fibular collateral ligament
8. 股骨外上髁软骨 lateral epicondyle cartilage of femur

9. 髁间窝 intercondylar fossa
10. 股骨内上髁软骨 medial epicondyle cartilage of femur
11. 胫侧副韧带 tibial collateral ligament
12. 股二头肌 biceps femoris
13. 腓总神经 common peroneal nerve
14. 腓肠肌外侧头 lateral head of gastrocnemius
15. 腘动脉 popliteal artery
16. 腘静脉 popliteal vein

17. 胫神经 tibial nerve
18. 腓肠肌内侧头 medial head of gastrocnemius
19. 半膜肌 semimembranosus
20. 半腱肌腱 semitendinosus tendon
21. 股薄肌腱 gracilis tendon
22. 缝匠肌 sartorius
23. 大隐静脉 great saphenous vein

图 7-18　经膝交叉韧带横断面

Fig. 7-18　Transverse section through cruciate ligament of knee

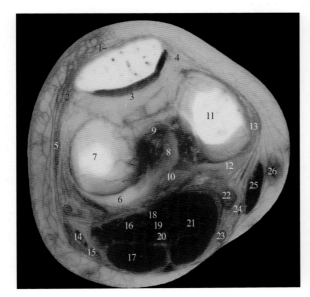

A. 标本

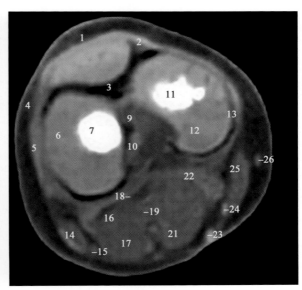

B. CT

1. 髌韧带 patellar ligament
2. 髌内侧支持带 medial patellar retinaculum
3. 髌下脂体 infrapatellar fat pad
4. 髌外侧支持带 lateral patellar retinaculum
5. 腓侧副韧带 fibular collateral ligament
6. 外侧半月板 lateral meniscus
7. 股骨外侧髁 lateral condyle of femur
8. 髁间隆起 intercondylar eminence
9. 前交叉韧带 anterior cruciate ligament

10. 后交叉韧带 posterior cruciate ligament
11. 股骨内侧髁 medial condyle of femur
12. 内侧半月板 medial meniscus
13. 胫侧副韧带 tibial collateral ligament
14. 股二头肌 biceps femoris
15. 腓总神经 common peroneal nerve
16. 比目鱼肌 soleus
17. 腓肠肌外侧头 lateral head of gastrocnemius
18. 腘动脉 popliteal artery

19. 腘静脉 popliteal vein
20. 胫神经 tibial nerve
21. 腓肠肌内侧头 medial head of gastrocnemius
22. 半膜肌腱 semimembranosus tendon
23. 半腱肌腱 semitendinosus tendon
24. 股薄肌腱 gracilis tendon
25. 缝匠肌 sartorius
26. 大隐静脉 great saphenous vein

图 7-19　经髁间隆起横断面

Fig. 7-19　Transverse section through intercondylar eminence

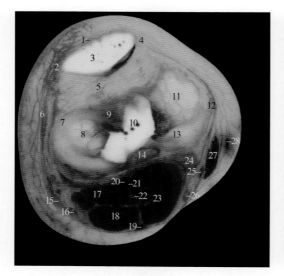

A. 标本

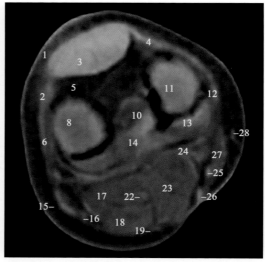

B. CT

1. 髌韧带 patellar ligament

2. 髌外侧支持带 lateral patellar retinaculum

3. 髌软骨 patellar cartilage

4. 髌内侧支持带 medial patellar retinaculum

5. 髌下脂体 infrapatellar fat pad

6. 腓侧副韧带 fibular collateral ligament

7. 外侧半月板 lateral meniscus

8. 胫骨外侧髁 lateral condyle of tibia

9. 前交叉韧带 anterior cruciate ligament

10. 胫骨髁间隆起 intercondylar eminence of tibia

11. 胫骨内侧髁 medial condyle of tibia

12. 胫侧副韧带 tibial collateral ligament

13. 内侧半月板 medial meniscus

14. 后交叉韧带 posterior cruciate ligament

15. 股二头肌腱 biceps femoris tendon

16. 腓总神经 common peroneal nerve

17. 比目鱼肌 soleus

18. 腓肠肌外侧头 lateral head of gastrocnemius

19. 小隐静脉 small saphenous vein

20. 腘静脉 popliteal vein

21. 腘动脉 popliteal artery

22. 胫神经 tibial nerve

23. 腓肠肌内侧头 medial head of gastrocnemius

24. 半膜肌腱 semimembranosus tendon

25. 股薄肌腱 gracilis tendon

26. 半腱肌腱 semitendinosus tendon

27. 缝匠肌 sartorius

28. 大隐静脉 great saphenous vein

图 7-20　经胫腓关节横断面

Fig. 7-20　**Transverse section through tibiofibular joint**

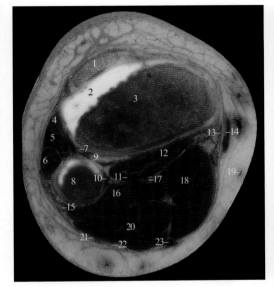

A. 标本

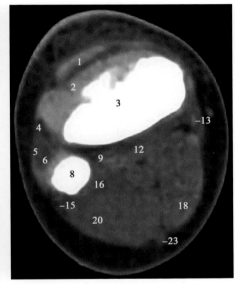

B. CT

1. 髌韧带 patellar ligament
2. 胫骨粗隆软骨 tibial trochanteric cartilage
3. 胫骨 tibia
4. 胫骨前肌 tibialis anterior
5. 趾长伸肌 extensor digitorum longus
6. 腓骨长肌 peroneus longus
7. 胫前动、静脉 anterior tibial artery and vein
8. 腓骨 fibula
9. 胫腓关节腔 tibiofibular joint cavity

10. 蹈长屈肌 flexor hallucis longus
11. 胫后动、静脉 posterior tibial artery and vein
12. 趾长屈肌 flexor digitorum longus
13. 半膜肌、半腱肌腱 semimembranosus and semitendinosus tendon
14. 缝匠肌、股薄肌腱 sartorius and gracilis tendon
15. 腓总神经 common peroneal nerve
16. 比目鱼肌 soleus
17. 胫神经 tibial nerve

18. 腓肠肌内侧头 medial head of gastrocnemius
19. 大隐静脉 great saphenous vein
20. 腓肠肌外侧头 lateral head of gastrocnemius
21. 腓肠外侧皮神经 lateral sural cutaneous nerve
22. 深筋膜 deep fascia
23. 小隐静脉 small saphenous vein

图 7-21　经胫骨粗隆横断面
Fig. 7-21　Transverse section through tibial tuberosity

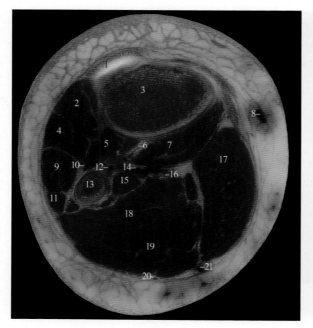

A. 标本　　　　　　　　　　　　　　　B. CT

1. 胫骨粗隆 tibial tuberosity
2. 胫骨前肌 tibialis anterior
3. 胫骨 tibia
4. 趾长伸肌 extensor digitorum longus
5. 踇长伸肌 extensor hallucis longus
6. 小腿骨间膜 crural interosseous membrane
7. 趾长屈肌 flexor digitorum longus

8. 大隐静脉 great saphenous vein
9. 腓骨长肌 peroneus longus
10. 胫前动、静脉 anterior tibial artery and vein
11. 腓骨短肌 peroneus brevis
12. 腓动、静脉 peroneal artery and vein
13. 腓骨 fibula
14. 胫后动、静脉 posterior tibial artery and vein

15. 胫骨后肌 tibialis posterior
16. 胫神经 tibial nerve
17. 腓肠肌内侧头 medial head of gastrocnemius
18. 比目鱼肌 soleus
19. 腓肠肌外侧头 lateral head of gastrocnemius
20. 腓肠外侧皮神经 lateral sural cutaneous nerve
21. 小隐静脉 small saphenous vein

参 考 文 献

侯中煜, 于台飞, 孙博, 2020. 数字人连续横断层解剖学彩色图谱·下肢分册 [M]. 济南: 山东科学技术出版社.

林祥涛, 王青, 吴凤霞, 2020. 数字人连续横断层解剖学彩色图谱·盆部与会阴分册 [M]. 济南: 山东科学技术出版社.

刘树伟, 2017. 断层解剖学 [M]. 3 版. 北京: 高等教育出版社.

刘树伟, 王韶玉, 于乔文, 2020. 数字人连续横断层解剖学彩色图谱·头颈部分册 [M]. 济南: 山东科学技术出版社.

刘树伟, 2012. 人体断层解剖学图谱 [M]. 济南: 山东科学技术出版社.

孟海伟, 张忠和, 左一智, 2020. 数字人连续横断层解剖学彩色图谱·胸部分册 [M]. 济南: 山东科学技术出版社.

人体解剖学与组织胚胎学名词审定委员会, 2014. 人体解剖学名词 [M]. 2 版. 北京: 科学出版社.

汤煜春, 于德新, 任福欣, 2020. 数字人连续横断层解剖学彩色图谱·腹部分册 [M]. 济南: 山东科学技术出版社.

王增涛, 冯蕾, 张杨, 2020. 数字人连续横断层解剖学彩色图谱·上肢分册 [M]. 济南: 山东科学技术出版社.

赵群, 2015. 汉英医学大词典 [M]. 3 版. 北京: 人民卫生出版社.